# ENERGIEHEILUNG

Olivier Lucas

# ENERGIEHEILUNG

Mit Energie pflegen und mit Magnetismus heilen

_Avenet Edition_

Haftungsausschluss :

Die in diesem Buch enthaltenen Informationen dienen ausschließlich Bildungs- und Informationszwecken. Autor und Verlag garantieren nicht, dass die beschriebenen Strategien bei allen Lesern zu Ergebnissen führen werden. Es ist wichtig zu verstehen, dass die Ergebnisse von vielen Faktoren abhängen, z. B. von der Branche, der Konkurrenz, der Wirtschaft und anderen externen Faktoren. Daher können der Autor und der Verlag nicht für Schäden oder Verluste haftbar gemacht werden, die im Zusammenhang mit der Anwendung der in diesem Buch enthaltenen Informationen entstehen.

*"Bei Gesundheit geht es weniger um Heilung als darum, mit unserer Seele und unserer Umwelt in Einklang zu kommen."*

**Lailah Gifty Akita**

*"Wir sind alle Energiewesen. Wir bestehen nicht nur aus Materie, sondern auch aus Energie. Und was wir denken und fühlen, erzeugt eine Schwingung, die eine tiefgreifende Wirkung auf unseren Körper und unseren Geist haben kann."*

**James Van Praagh**

*"Die Kraft des Magnetismus ist die Liebe. Liebe ist die stärkste heilende Energie, die es gibt. Wenn Sie lieben können, können Sie heilen".*

**Louise Hay**

# Inhaltsverzeichnis


Einleitung: Mein Werdegang und meine Leidenschaft für den Magnetismus 11

**Teil I: Entdeckung des Magnetismus** 17

Kapitel 1: Was ist Magnetismus und wie funktioniert er? 18

Kapitel 2: Grundlagen des Magnetismus: Die Lebensenergie verstehen 23

Kapitel 3: Der Magnetiseur: ein energetischer Heiler 28

Kapitel 4: Die Geschichte und die Ursprünge des Magnetismus 35

Kapitel 5: Die verschiedenen Arten von Magnetismus: Biomagnetismus, Geomagnetismus und andere 39

Kapitel 6: Die Werkzeuge des Magnetiseurs: Pendel, Stäbe, Kristalle und mehr 44

Kapitel 7: Wie Sie Ihr Energiebewusstsein entwickeln 49

**Teil II: Platz für die Praxis** 53

Kapitel 8: Grundlegende Techniken für den Einstieg in den Magnetismus 54

Kapitel 9: Aufspüren von Energieungleichgewichten 59

Kapitel 10: Die verschiedenen Handauflegungen und Kontaktgesten 64

Kapitel 11: Wie man den Energiescan durchführt 68

Kapitel 12: Wie man die Chakren harmonisiert 73

Kapitel 13: Selbstmagnetismus: Lernen, sich selbst zu heilen 79

Kapitel 14: Fortgeschrittene Techniken für erfahrene Magnetiseurinnen und Magnetiseuren 84

Kapitel 15: Die Bedeutung von Intuition und Zuhören bei der Ausübung des Magnetismus 88

Kapitel 16: Tiermagnetismus: Heilung für unsere vierbeinigen Freunde 93

Kapitel 17: Subtile Energien und ihre Anwendung im Magnetismus 97

Kapitel 18: Ihren Stil finden und Ihre eigene Methode entwickeln 101

Kapitel 19: Fernmagnetismus: Techniken und Tipps 105

**Teil III: Im Magnetismus weiterkommen** 111

Kapitel 20: Magnetismus und Schulmedizin: Komplementarität und Grenzen 112

Kapitel 21: Die Ethik des Magnetiseurs: Ethik und Verantwortung 117

Kapitel 23: Fallbeispiele aus der Praxis: Erfahrungsberichte und erfolgreiche Erfahrungen 122

Kapitel 24: Hindernisse und Herausforderungen auf dem Weg zum Magnetiseur 126

Kapitel 25: Die Rolle des Magnetiseurs in der Gesellschaft und die Entwicklung des Berufsstandes 130

Kapitel 26: Ihr Geschäft als Magnetiseur gründen und ausbauen 133

Fazit: Der Weg in eine erfüllende Energiezukunft 138

Quelle Bilder 143

# Einleitung: Mein Werdegang und meine Leidenschaft für den Magnetismus

Liebe Leserinnen und Leser,

Mein Name ist Olivier Lucas und ich bin seit mehreren Jahren ein leidenschaftlicher Magnetiseur. Im Laufe dieses Buches möchte ich meine Geschichte, mein Wissen und meine Ratschläge mit Ihnen teilen, um Ihnen zu helfen, ein kompetenter Magnetiseur zu werden und Energie zur Behandlung und Heilung einzusetzen.

Mein Weg in die Welt des Magnetismus begann vor etwa zehn Jahren, als ich an einem wiederkehrenden und schmerzhaften Gesundheitsproblem litt. Trotz der von den Ärzten verschriebenen medizinischen Behandlungen verbesserte sich mein Zustand nicht. In dieser schwierigen Zeit entdeckte ich den Magnetismus durch einen Bekannten, der mir diesen alternativen Ansatz zur Heilung vorstellte.

Neugierig geworden und mit dem Wunsch, mich besser zu fühlen, beschloss ich, mehr über Magnetismus zu erfahren und diesen Weg zu erforschen. Ich las Bücher, besuchte

Workshops und nahm an Schulungen teil, um mein Wissen über diese uralte Praxis zu vertiefen. Als ich mehr und mehr lernte, begann ich, an mir selbst zu experimentieren, indem ich die Techniken des Magnetismus anwandte und versuchte, meine Schmerzen zu lindern.

Zu meiner großen Überraschung stellte ich eine deutliche Verbesserung meines Gesundheitszustands fest. Meine Schmerzen ließen allmählich nach und ich spürte, dass ich neue Energie und Vitalität gewann. Von diesen Ergebnissen ermutigt, bildete ich mich weiter und praktizierte den Magnetismus, wobei ich versuchte, meine Technik zu verfeinern und meine energetische Sensibilität zu entwickeln.

Im Laufe der Zeit begann ich auch, den Magnetismus bei meinen Angehörigen anzuwenden, indem ich ihnen half, ihre Beschwerden zu lindern und ihr energetisches Gleichgewicht wiederherzustellen. Die Berichte über ihre Dankbarkeit und ihr besseres Wohlbefinden haben mich tief berührt und mich in meiner Entscheidung, Magnetiseur zu werden, bestätigt.

Heute bin ich stolz darauf, ein Profi auf dem Gebiet des Magnetismus zu sein, der schon viele Menschen auf ihrem Weg der Heilung und des Wohlbefindens begleitet hat. Mein Ziel mit diesem Buch ist es, die Lehren und Techniken mit Ihnen zu teilen, die es mir ermöglicht haben, den Magnetismus zu beherrschen und ihn zu einem mächtigen Werkzeug der Heilung für mich selbst und andere zu machen.

Auf den folgenden Seiten werde ich Ihnen die Grundlagen des Magnetismus, seine Ursprünge, seine verschiedenen

Ansätze und Techniken vorstellen, mit denen Sie Ihr Energiebewusstsein und Ihre Fähigkeit, mit Energie zu heilen, entwickeln können. Wir werden auch Themen wie Energieschutz, Selbstmagnetismus, Fernmagnetismus und die Ausbildung zum Magnetiseur behandeln.

Ich möchte darauf hinweisen, dass der Magnetismus nicht als Ersatz für die Schulmedizin betrachtet werden sollte, sondern vielmehr als ein ergänzender Ansatz, der in Synergie mit den von Ihrem Arzt verschriebenen medizinischen Behandlungen eingesetzt werden kann. Jeder Mensch ist einzigartig, und es ist wichtig, ein Gleichgewicht zwischen den verschiedenen Behandlungsansätzen zu finden, um Ihren spezifischen Bedürfnissen gerecht zu werden und Ihre Genesung zu fördern.

In den einzelnen Kapiteln werde ich mit Ihnen Anekdoten und Berichte von Menschen teilen, die ich auf ihrem Weg der Heilung begleitet habe. Diese Geschichten werden Ihnen zeigen, wie der Magnetismus zur Linderung und Heilung einer Vielzahl von Beschwerden eingesetzt werden kann, sowohl körperlicher als auch emotionaler und mentaler Art. Außerdem gebe ich Ihnen praktische Tipps und Übungen, die Ihnen dabei helfen, die Techniken des Magnetismus in Ihren Alltag zu integrieren und auf Ihrem eigenen Weg der energetischen Entwicklung voranzukommen.

Als Autor und Magnetiseur verpflichte ich mich, Ihnen genaue und aktuelle Informationen zu liefern, die auf meinen persönlichen und beruflichen Erfahrungen sowie auf der verfügbaren wissenschaftlichen Forschung beruhen. Mein Ziel ist es, Ihnen einen umfassenden und leicht zugänglichen Leitfaden an die Hand zu geben, der Ihnen die Fähigkeiten und das Selbstvertrauen vermittelt, die Sie benötigen, um den Magnetismus zu praktizieren und alle Vorteile daraus zu ziehen.

Ich möchte Sie ermutigen, mit einem offenen und neugierigen Geist an dieses Buch heranzugehen, der bereit ist, zu erforschen und zu experimentieren. Der Magnetismus ist ein reiches und faszinierendes Gebiet, das viele Möglichkeiten für persönliches Wachstum und Heilung bietet. Wenn Sie sich auf dieses Abenteuer einlassen, werden Sie nicht nur entdecken, wie man mit Energie heilt und pflegt, sondern auch, wie Sie Ihre Intuition wecken, Ihr Einfühlungsvermögen entwickeln und sich mit subtilen Dimensionen der Realität verbinden können.

Abschließend möchte ich Ihnen dafür danken, dass Sie dieses Buch ausgewählt und mir Ihr Vertrauen geschenkt haben. Es ist mir eine Ehre, Sie auf dem Weg des Magnetismus begleiten zu dürfen, und ich freue mich darauf, mit Ihnen die Lehren und Erfahrungen zu teilen, die mein Leben und das vieler anderer Menschen verändert haben. Gemeinsam können wir dazu beitragen, Licht und Heilung in der Welt zu verbreiten, indem wir leidenden Menschen helfen, ihr Gleichgewicht und ihr Wohlbefinden wiederzufinden.

Ich wünsche Ihnen eine bereichernde Lektüre und eine wunderbare Entdeckung des Magnetismus.

Mit freundlichen Grüßen,

Olivier Lucas

# Teil I: Entdeckung des Magnetismus

# Kapitel 1: Was ist Magnetismus und wie funktioniert er?

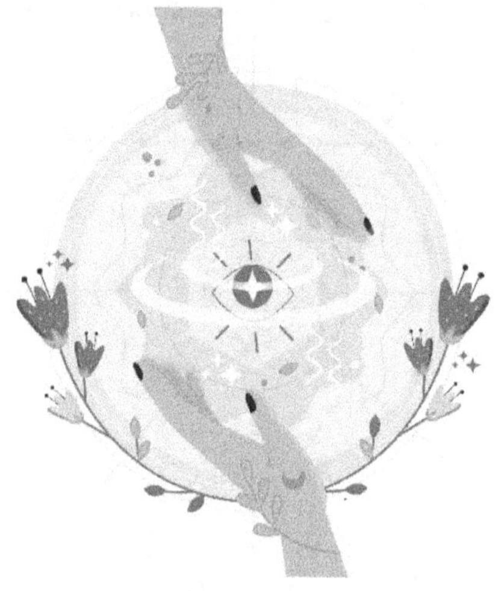

Magnetismus ist ein natürliches und universelles Phänomen, das sich in Form eines unsichtbaren und nicht fühlbaren Energiefeldes manifestiert. Diese Energie, die auch als "Lebensenergie" oder "Lebenskraft" bezeichnet wird, ist in allen Dingen vorhanden: in Lebewesen, Gegenständen und sogar in den Räumen, die uns umgeben. Als Magnetiseure versuchen wir, diese Energie zu kanalisieren und zu manipulieren, um Beschwerden zu lindern und die Heilung zu fördern.

Um den Magnetismus besser zu verstehen, ist es hilfreich, ihn mit anderen Energieformen zu vergleichen, z. B. mit der Elektrizität oder dem Erdmagnetismus. Elektrizität ist eine Energieform, die durch die Bewegung von Elektronen entsteht, während der Erdmagnetismus eine Energieform ist, die durch die Rotation der Erde und die Zirkulation von Eisen in ihrem Inneren entsteht. Magnetismus wiederum ist eine subtile und weniger greifbare Energieform, die aus der Interaktion zwischen den Atomen, Molekülen und Zellen unseres Körpers entsteht.

Magnetismus ist eng mit unserem Energiesystem verbunden, das sich aus verschiedenen Elementen wie Chakras, Meridianen und der Aura zusammensetzt. Chakren sind Energiezentren, die den Fluss der Lebensenergie in unserem Körper regulieren, während Meridiane Energiebahnen sind, die die verschiedenen Chakren und Organe miteinander verbinden. Die Aura wiederum ist ein Energiefeld, das unseren Körper umgibt und unseren körperlichen, emotionalen und mentalen Gesundheitszustand widerspiegelt.

Wenn unser Energiesystem optimal funktioniert, fließt die Lebensenergie ungehindert durch unseren Körper und verleiht uns Vitalität, Ausgeglichenheit und Wohlbefinden. Manchmal kommt es jedoch zu Energieblockaden oder - ungleichgewichten, die durch Faktoren wie Stress, Krankheit oder negative Emotionen hervorgerufen werden. Diese Störungen im Fluss der Lebensenergie können zu einer

Verringerung unserer Vitalität sowie zum Auftreten verschiedener Symptome und Beschwerden führen.

Die Aufgabe des Magnetiseurs besteht darin, diese energetischen Ungleichgewichte aufzuspüren und zu korrigieren, indem er seine Hände und seine Absicht einsetzt, um die Lebensenergie zu kanalisieren und zu übertragen. Indem er auf das Energiesystem einwirkt, kann der Magnetiseur so Entspannung fördern, Schmerzen lindern, das Immunsystem stimulieren und den natürlichen Heilungsprozess des Körpers beschleunigen.

Es ist wichtig zu betonen, dass der Magnetiseur Krankheiten oder Störungen nicht direkt heilt, sondern vielmehr als Vermittler fungiert, indem er dem Körper hilft, sein Gleichgewicht wiederherzustellen und seine eigenen Heilungsmechanismen zu aktivieren. In diesem Sinne ist der Magnetismus ein ganzheitlicher, nicht-invasiver Ansatz, der die gesamte Person in ihren körperlichen, emotionalen, mentalen und spirituellen Dimensionen berücksichtigt.

Die Funktionsweise des Magnetismus beruht auf mehreren Grundprinzipien, die ich Ihnen im Folgenden erläutern werde:

### Die Polarität

Jedes Lebewesen besitzt eine energetische Polarität, d. h. einen positiven und einen negativen Pol. Diese Polaritäten sind auf verschiedenen Ebenen unseres Körpers und unseres Energiesystems vorhanden. Der Magnetiseur nutzt die

Polarität, um die Energien auszugleichen und zu harmonisieren, indem er je nach Bedarf energetische Ladungen anzieht oder abstößt.

### Die Resonanz

Resonanz ist das Prinzip, nach dem zwei schwingende Objekte oder Systeme mit ähnlichen Frequenzen miteinander interagieren und sich gegenseitig beeinflussen können. Der Magnetiseur nutzt die Resonanz, um mit der Lebensenergie des Patienten in Einklang zu kommen und diese Energie je nach Bedarf zu verstärken oder zu verändern.

### Die Absicht

Die Absicht ist ein Schlüsselelement des Magnetismus, denn sie ist es, die es dem Magnetiseur ermöglicht, die Lebensenergie zu kanalisieren und zu lenken. Indem sich der Magnetiseur auf eine bestimmte, wohlwollende Absicht konzentriert, kann er die heilende und ausgleichende Energie auf die Person übertragen, die er behandelt.

### Energieempfindlichkeit

Um wirksam zu sein, muss der Magnetiseur seine energetische Sensibilität entwickeln, d. h. seine Fähigkeit, die subtilen Energien, die ihn umgeben, wahrzunehmen und zu spüren. Diese Sensibilität kann mit Übung und Erfahrung verfeinert werden und ermöglicht es dem Magnetiseur, energetische Ungleichgewichte zu erkennen und seine Technik entsprechend anzupassen.

## Ethik und Berufsethos

Schließlich ist es für den Magnetiseur unerlässlich, bestimmte ethische und berufsethische Regeln einzuhalten, um die Sicherheit und das Wohlbefinden der Menschen, die er behandelt, zu gewährleisten. Zu diesen Regeln gehören die Wahrung der Vertraulichkeit, Wohlwollen, Ehrlichkeit und Bescheidenheit.

Magnetismus ist ein natürlicher und ganzheitlicher Heilungsansatz, der auf der Manipulation der Lebensenergie beruht, um das Gleichgewicht und die Gesundheit von Körper und Geist wiederherzustellen. Als Magnetiseur ist es Ihre Aufgabe, zu lernen, diese Energie zu kanalisieren, zu übertragen und zu harmonisieren, indem Sie Ihr Energiebewusstsein, Ihre Absicht und Ihr Wissen über die Grundprinzipien des Magnetismus einsetzen.

In den folgenden Kapiteln werden wir die verschiedenen Techniken und Methoden des Magnetismus sowie die Werkzeuge und Ressourcen, die Ihnen helfen, Ihre Fähigkeiten zu entwickeln und ein effektiver und wohlwollender Magnetiseur zu werden, genauer untersuchen.

# Kapitel 2: Grundlagen des Magnetismus: Die Lebensenergie verstehen

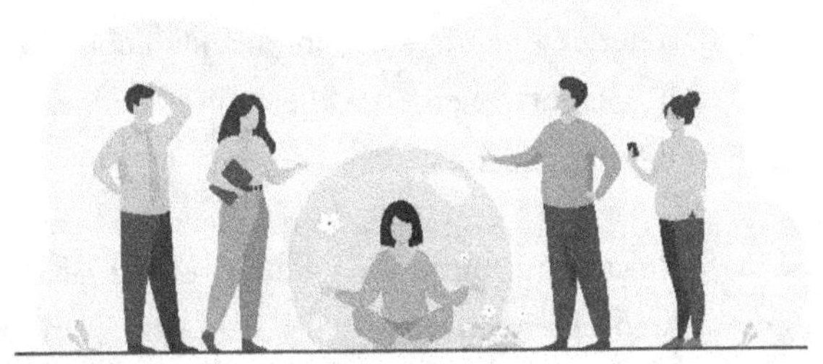

Die Lebensenergie, auch bekannt als "Chi", "Prana" oder "Lebenskraft", ist ein zentrales Konzept des Magnetismus und vieler anderer energetischer Heiltraditionen. Um ein kompetenter Magnetiseur zu werden, ist es unerlässlich, diese Energie und ihre Mechanismen zu verstehen. In diesem Kapitel werden wir die verschiedenen Facetten der Lebensenergie erforschen und Ihnen die Schlüssel an die Hand geben, um mit der Arbeit mit der Lebensenergie zu beginnen.

## 1. Was ist Lebensenergie?

Die Lebensenergie ist die Kraft, die alle Lebewesen antreibt, von Pflanzen über Tiere bis hin zu Menschen. Sie ist überall im Universum vorhanden und fließt ständig, wodurch ein miteinander verbundenes Energienetzwerk entsteht. Die Lebensenergie gilt als "Treibstoff", der dafür sorgt, dass unser Körper und unser Geist optimal funktionieren.

## 2. Die verschiedenen Erscheinungsformen der Lebensenergie

Die Lebensenergie kann auf unterschiedliche Weise beobachtet und gespürt werden. Hier sind einige ihrer häufigsten Erscheinungsformen:

- **Das elektromagnetische Feld**: Unser Körper erzeugt ein elektromagnetisches Feld, das gemessen und analysiert werden kann. Magnetiseure arbeiten mit diesem Feld, um Energieungleichgewichte aufzuspüren und zu korrigieren.

- **Schwingungen und Frequenzen**: Die Lebensenergie manifestiert sich in Form von Schwingungen und Frequenzen, die je nach unserem Gesundheitszustand, unseren Emotionen oder unserer Umgebung variieren können. Magnetiseure sind in der Lage, diese Schwingungen wahrzunehmen und sie zu harmonisieren, um die Heilung zu fördern.

- **Farben und Formen**: Manche Magnetiseure und Energiepraktiker haben die Fähigkeit, die Lebensenergie in Form von Farben, Formen oder Mustern zu "sehen". Diese Wahrnehmung wird Hellsichtigkeit genannt und kann dazu verwendet werden, den energetischen Zustand einer Person zu beurteilen und Bereiche zu identifizieren, in denen ein Ungleichgewicht herrscht.

## 3. Faktoren, die die Lebensenergie beeinflussen

Es gibt mehrere Faktoren, die das Niveau unserer Lebensenergie und die Qualität ihres Flusses durch unseren Körper beeinflussen können. Hier sind einige davon:

- **Stress und Emotionen** : Stress und negative Emotionen können Energieblockaden verursachen und den Fluss der Lebensenergie stören. Daher ist es wichtig, Strategien zur Stressbewältigung zu entwickeln und eine positive Geisteshaltung zu fördern.

- **Ernährung und Flüssigkeitszufuhr**: Eine gesunde und ausgewogene Ernährung sowie eine ausreichende Flüssigkeitszufuhr tragen dazu bei, ein optimales Niveau an Lebensenergie aufrechtzuerhalten. Besonders vorteilhaft sind frische und natürliche Lebensmittel, die reich an Nährstoffen sind.

- **Körperliche Aktivität**: Regelmäßige Bewegung regt den Fluss der Lebensenergie an und stärkt unser Energiesystem. Praktiken wie Yoga, Tai Chi oder Qi

Gong sind besonders empfehlenswert, um die Lebensenergie zu harmonisieren und zu stärken.

- **Schlaf und Ruhe**: Durch guten Schlaf und regelmäßige Ruhephasen können sich unser Körper und unser Geist erholen und unsere Reserven an Lebensenergie wieder aufladen.

# 4. Grundlegende Techniken für die Arbeit mit der Lebensenergie

Hier sind einige einfache Techniken, um mit der Arbeit mit der Lebensenergie zu beginnen und Ihr Energiebewusstsein zu entwickeln:

## *Bewusste Atmung*

Die Atmung ist ein kraftvolles Mittel, um sich mit der Lebensenergie zu verbinden und sie durch unseren Körper fließen zu lassen. Indem Sie bewusstes Atmen praktizieren, können Sie lernen, die Lebensenergie besser wahrzunehmen und zu kanalisieren.

## *Meditation*

Meditation ist eine wesentliche Praxis, um Energiebewusstsein und die Beherrschung des Magnetismus zu entwickeln. Indem Sie sich auf Ihre Atmung, Ihre Körperempfindungen und Ihre Absicht konzentrieren, können Sie allmählich lernen, die Lebensenergie wahrzunehmen und mit ihr zu arbeiten.

## Das Auflegen der Hände

Das Handauflegen ist eine grundlegende Technik des Magnetismus, bei der Sie Ihre Hände auf Ihren eigenen Körper oder den einer anderen Person legen, um Lebensenergie zu kanalisieren und zu übertragen. Wenn Sie diese Technik regelmäßig anwenden, werden Sie Ihre Fähigkeit entwickeln, Lebensenergie zu spüren und zu manipulieren.

## Die Visualisierung

Visualisierung ist eine kraftvolle Technik, um mit der Lebensenergie zu arbeiten und energetische Veränderungen herbeizuführen. Indem Sie sich die Lebensenergie in Form von Farben, Licht oder Empfindungen vorstellen, können Sie lernen, sie zu lenken und zu nutzen, um Heilung und Ausgeglichenheit zu fördern.

Das Verständnis der Lebensenergie und ihrer Mechanismen ist entscheidend, um ein kompetenter Magnetiseur zu werden. Indem Sie die verschiedenen Facetten der Lebensenergie erforschen, das menschliche Energiesystem studieren und grundlegende Techniken anwenden, entwickeln Sie schrittweise Ihr Energiebewusstsein und Ihre magnetische Meisterschaft.

# Kapitel 3: Der Magnetiseur: ein energetischer Heiler

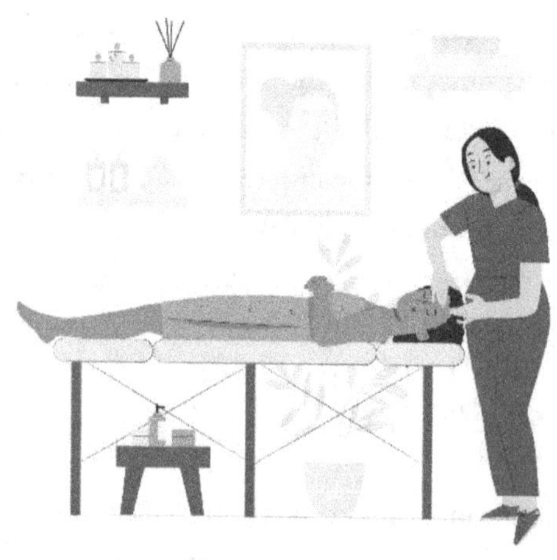

Der Magnetiseur ist ein Heilpraktiker, der sich darauf spezialisiert hat, die Lebensenergie zu manipulieren und auszugleichen, um die Heilung und das Wohlbefinden der Menschen, die er behandelt, zu fördern. In diesem Kapitel befassen wir uns mit der Rolle des Magnetiseurs, den Qualitäten, die für diesen Beruf erforderlich sind, und den verschiedenen Schritten, um ein kompetenter und wohlwollender Energieheiler zu werden.

## 1. Die Rolle des Magnetiseurs

Der Magnetiseur ist in verschiedenen Bereichen tätig und kann ein breites Spektrum an Problemen behandeln, seien sie körperlicher, emotionaler, mentaler oder spiritueller Art. Hier sind einige der wichtigsten Aufgaben des Magnetiseurs:

- **Wiederherstellung des Gleichgewichts der Lebensenergie**: Der Magnetiseur arbeitet daran, das energetische Gleichgewicht des Körpers wiederherzustellen, indem er Blockaden löst und den Fluss der Lebensenergie anregt.

- **Schmerzen lindern**: Der Magnetiseur kann helfen, Schmerzen und Muskelverspannungen zu lindern, indem er direkt an den betroffenen Stellen mit der Lebensenergie arbeitet.

- **Förderung der Heilung**: Durch die Wiederherstellung des Gleichgewichts der Lebensenergie unterstützt der Magnetiseur den natürlichen Heilungsprozess des Körpers, sodass sich der Organismus besser regenerieren und die Gesundheit wiederherstellen kann.

- **Stress und negative Emotionen lindern**: Der Magnetiseur kann helfen, Stress, Angstzustände und negative Emotionen zu lindern, indem er die energetische Harmonie wiederherstellt und einen Zustand tiefer Entspannung fördert.

## 2. Die erforderlichen Qualitäten, um ein Magnetiseur zu werden

Um ein kompetenter und wohlwollender Magnetiseur zu werden, ist es wichtig, bestimmte Qualitäten und Fähigkeiten zu kultivieren:

- **Energetische Sensibilität**: Die Fähigkeit, subtile Energien wahrzunehmen und zu spüren, ist für einen Magnetiseur von entscheidender Bedeutung. Diese Sensibilität kann mit Übung und Erfahrung verfeinert werden.

- Einfühlungsvermögen **und Wohlwollen**: Ein Magnetiseur muss in der Lage sein, die Emotionen und Bedürfnisse der Menschen, die er behandelt, zu verstehen und zu erspüren. Einfühlungsvermögen und Wohlwollen sind unabdingbare Eigenschaften, um ein Klima des Vertrauens und des Respekts gegenüber dem Patienten zu schaffen.

- **Geduld und Ausdauer**: Die Beherrschung des Magnetismus erfordert Zeit und Übung. Ein Magnetiseur muss geduldig und ausdauernd sein, um seine Fähigkeiten zu entwickeln und seine Technik zu verfeinern.

- **Ethik und Berufsethos**: Der Magnetiseur muss bestimmte ethische und berufsethische Regeln einhalten, um die Sicherheit und das Wohlergehen der Menschen, die er behandelt, zu gewährleisten. Vertraulichkeit, Ehrlichkeit und Bescheidenheit sind grundlegende Prinzipien, die es zu beachten gilt.

# 3. Die Schritte, um ein Magnetiseur zu werden

Hier sind die wichtigsten Schritte, um ein kompetenter und wohlwollender Magnetiseur zu werden:

### *Theoretisches Lernen*

Es ist wichtig, ein solides Verständnis der grundlegenden Konzepte und Prinzipien des Magnetismus sowie der verschiedenen Energietechniken und -praktiken zu erlangen. Das Lesen von Büchern, Online-Recherchen und die Teilnahme an Konferenzen oder Workshops können Ihnen helfen, Ihr Wissen zu erweitern.

### *Die praktische Ausbildung*

Übung ist entscheidend, um Ihre magnetischen Fähigkeiten zu entwickeln. Der Besuch einer Ausbildung bei einem erfahrenen Magnetiseur oder einer spezialisierten Schule kann Ihnen die Werkzeuge und Techniken vermitteln, die Sie benötigen, um ein kompetenter Praktiker zu werden.

### *Persönliche Erfahrung*

Es ist wichtig, an sich selbst zu arbeiten und ein Gefühl für die eigene Energie zu entwickeln, bevor man mit der

Behandlung anderer beginnt. Meditation, bewusstes Atmen und Handauflegen auf sich selbst sind nützliche Praktiken, um Ihre Verbindung zur Lebensenergie zu entwickeln und Ihre energetische Wahrnehmung zu verfeinern.

### Die Entwicklung von Intuition

Intuition ist eine wertvolle Fähigkeit für einen Magnetiseur, denn sie hilft ihm, den Energiebedarf des Patienten besser zu verstehen und die Behandlung entsprechend anzupassen. Wenn Sie Ihre Intuition kultivieren und lernen, auf Ihre innere Führung zu hören, kann dies Ihre Praxis erheblich verbessern.

### Berufliche Praxis

Sobald Sie sich kompetent und selbstbewusst genug fühlen, um andere zu behandeln, können Sie mit der Arbeit als professioneller Magnetiseur beginnen. Es ist wichtig, dass Sie während Ihrer gesamten Laufbahn weiter lernen und wachsen, indem Sie an Fortbildungen teilnehmen, sich mit anderen Praktikern austauschen und sich über die neuesten Forschungen und Entdeckungen auf dem Gebiet des Magnetismus auf dem Laufenden halten.

Wie man ein Magnetiseur wird, wird in einem späteren Kapitel des Buches noch einmal besprochen.

# 4. Die verschiedenen Stile und Techniken des Magnetismus

Es gibt viele verschiedene Stile und Techniken des Magnetismus, die alle ihre eigenen Besonderheiten und Herangehensweisen haben. Im Folgenden sind einige der gängigsten Praktiken aufgeführt:

- **Traditioneller Magnetismus**: Dieser Ansatz beruht auf dem Handauflegen und der direkten Manipulation der Lebensenergie, um das Energiegleichgewicht wiederherzustellen und die Heilung zu fördern.

- Reiki: Reiki ist eine aus Japan stammende Form des Magnetismus, bei der Symbole und Mantras verwendet werden, um die Lebensenergie zu kanalisieren und zu übertragen. Der Reiki-Praktizierende arbeitet eher mit der universellen Energie als mit seiner persönlichen Energie.

- **Therapeutisches Qi Gong**: Diese chinesische Praxis kombiniert Körperbewegungen, Atmung und Meditation, um die Lebensenergie zu stimulieren und auszugleichen. Therapeutisches Qi Gong kann zur Behandlung von Energieungleichgewichten und zur Stärkung des Energiesystems eingesetzt werden.

- **Prana-Heilung**: Die Prana-Heilung ist eine Form des Magnetismus, die auf dem Konzept von "Prana", der Lebensenergie der indischen Tradition, beruht. Sie beinhaltet die Manipulation der Lebensenergie durch die Chakren und Meridiane, um Heilung und Energieausgleich zu fördern.

Zusammenfassend lässt sich sagen, dass der Magnetiseur ein energetischer Heiler ist, der seine Sensibilität und seine Fähigkeiten einsetzt, um die Lebensenergie auszugleichen und die Heilung der Menschen, die er behandelt, zu fördern. Um ein kompetenter und wohlwollender Magnetiseur zu werden, ist es unerlässlich, ein solides theoretisches Verständnis und praktische Erfahrung im Magnetismus zu entwickeln und Qualitäten wie Einfühlungsvermögen, Geduld und Intuition zu kultivieren. Indem Sie die verschiedenen Stile und Techniken des Magnetismus erforschen, können Sie den Ansatz finden, der am besten zu Ihnen passt, und sich als Energieheiler entfalten.

# Kapitel 4: Die Geschichte und die Ursprünge des Magnetismus

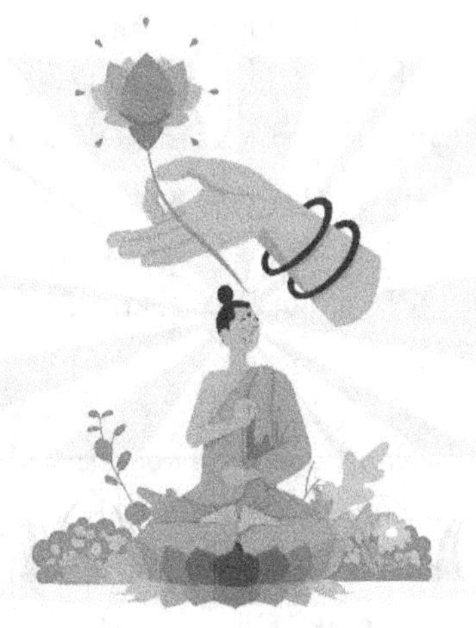

Der Magnetismus ist eine uralte Praxis, die Tausende von Jahren zurückreicht. Er hat eine reiche und faszinierende Geschichte, die ihre Wurzeln in verschiedenen Kulturen und Traditionen auf der ganzen Welt hat. In diesem Kapitel erforschen wir die Geschichte und die Ursprünge des Magnetismus sowie die Entwicklung dieser Praxis im Laufe der Jahrhunderte.

Die ersten Spuren des Magnetismus reichen bis in die Antike zurück, wobei in verschiedenen Kulturen Hinweise auf die Manipulation der Lebensenergie und auf energetisches Heilen zu finden sind. Im alten Ägypten beispielsweise verwendeten Priester und Heiler Techniken des Handauflegens, um die Lebensenergie zu kanalisieren und Krankheiten zu heilen. Die traditionelle chinesische Medizin ist über 5000 Jahre alt und basiert auf dem Konzept des Qi, der Lebensenergie, die durch den menschlichen Körper fließt. Die Praktiker wenden verschiedene Techniken wie Akupunktur und Qi Gong an, um das Qi wieder ins Gleichgewicht zu bringen und zu stimulieren. In der indischen Tradition beziehen sich die alten vedischen Texte auf das Konzept von Prana, der Lebensenergie, die das Universum durchdringt. Heilpraktiken wie Yoga und Ayurveda zielen darauf ab, das Prana auszugleichen, um Gesundheit und Wohlbefinden zu fördern.

Im Laufe der Jahrhunderte haben sich die Praktiken des energetischen Heilens immer weiter entwickelt und ausgebaut. In der Antike und im Mittelalter finden sich in verschiedenen Kulturen und Traditionen Hinweise auf den Magnetismus. Im antiken Griechenland sprachen Ärzte und Philosophen wie Hippokrates und Platon über die Bedeutung der Lebensenergie für die Erhaltung der Gesundheit und die Heilung von Krankheiten. Die Heiler der keltischen Tradition verwendeten Handauflegen und Gebete, um die Lebensenergie zu kanalisieren und leidende Menschen zu heilen. Im Mittelalter entwickelten arabische Ärzte wie Avicenna Theorien über die Lebensenergie und ihre Rolle bei der Heilung, wobei sie sich auf die Lehren der griechischen und persischen Medizin stützten.

Die Entstehung des modernen Magnetismus begann im 18. Jahrhundert mit bedeutenden Figuren wie Franz Anton Mesmer, einem österreichischen Arzt, der die Theorie des "animalischen Magnetismus" entwickelte, Gestalt anzunehmen. Mesmer zufolge konnte die Lebensenergie, die er als "magnetische Flüssigkeit" bezeichnete, manipuliert werden, um Krankheiten zu heilen und das Gleichgewicht des Körpers wiederherzustellen. Obwohl seine Methoden damals umstritten waren, legte Mesmer die Grundlage für den modernen Magnetismus und inspirierte viele spätere Praktiker.

Im 19. und frühen 20. Jahrhundert entwickelte sich der Magnetismus weiter, mit bedeutenden Figuren wie Dr. John Elliotson, einem britischen Arzt, der die Anwendung des Magnetismus bei der Behandlung von Krankheiten und Nervenstörungen populär machte. Andere Praktiker wie James Braid und Hippolyte Bernheim trugen zur Weiterentwicklung des Magnetismus bei, indem sie die Praxis der Hypnose entwickelten, die eng mit der Manipulation der Lebensenergie verbunden ist.

Im 20. Jahrhundert erlebte der Magnetismus dank Forschern und Praktikern wie Dr. Wilhelm Reich und Barbara Brennan eine Renaissance. Reich entwickelte die Orgontheorie, eine Form der Lebensenergie, die seiner Meinung nach für Gesundheit und Wohlbefinden verantwortlich war. Brennan wiederum ist eine bekannte Energieheilerin und Autorin einflussreicher Bücher über die Therapie mit menschlichen Energiefeldern.

Heute gilt der Magnetismus als ergänzende und alternative Praxis, die sich gut in die Schulmedizin integrieren lässt. Viele Energieheiler kombinieren den Magnetismus mit anderen ganzheitlichen Praktiken wie Reflexzonenmassage, Chiropraktik und Aromatherapie, um einen ganzheitlichen Ansatz zur Heilung zu bieten.

Interessanterweise hat die moderne Wissenschaft, obwohl der Magnetismus eine uralte Praxis ist, gerade erst begonnen, die Mechanismen, die dieser Heilmethode zugrunde liegen, zu erforschen und zu verstehen. Neuere Forschungen in der Biophysik und Quantenmedizin haben begonnen, die energetischen Prozesse und subtilen Wechselwirkungen zu beleuchten, die bei der Heilung durch Magnetismus auf zellulärer und molekularer Ebene ablaufen.

Die Geschichte des Magnetismus ist eine faszinierende Erzählung, die Tausende von Jahren und viele Kulturen und Traditionen umfasst. Die Praxis des Magnetismus hat sich über die Jahrhunderte hinweg entwickelt und weiterentwickelt und ist heute als wertvolle und wirksame Methode zur Förderung von Heilung und Wohlbefinden anerkannt. Als angehende Magnetiseure ist es wichtig, die Geschichte und die Ursprünge unserer Praxis zu kennen und zu würdigen, damit wir unsere Rolle als Energieheiler in der modernen Welt besser verstehen können.

# Kapitel 5: Die verschiedenen Arten von Magnetismus: Biomagnetismus, Geomagnetismus und andere

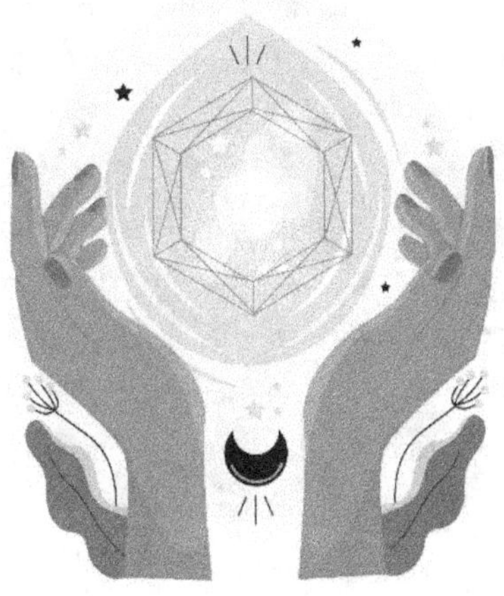

Der Magnetismus ist ein weites Feld, das verschiedene Praktiken und Techniken umfasst. In diesem Kapitel erkunden wir die verschiedenen Arten des Magnetismus, darunter Biomagnetismus, Geomagnetismus und andere Formen, um die Nuancen dieser Disziplin des energetischen Heilens besser zu verstehen.

Biomagnetismus, auch bekannt als menschlicher Magnetismus, ist eine Praxis, die sich auf die im menschlichen Körper vorhandene Lebensenergie konzentriert. Magnetiseure, die Biomagnetismus praktizieren, nutzen ihre Hände, um die Lebensenergie zu kanalisieren und zu übertragen, um das Energiegleichgewicht wiederherzustellen, die Heilung zu fördern und verschiedene körperliche und emotionale Beschwerden zu lindern. Dieser Ansatz des Magnetismus beruht auf der Vorstellung, dass energetische Ungleichgewichte im Körper zu gesundheitlichen Problemen führen können und dass die Manipulation der Lebensenergie dabei helfen kann, dieses Gleichgewicht wiederherzustellen und die Heilung zu fördern.

Der Geomagnetismus ist eine andere Form des Magnetismus, die sich auf die in der Erde vorhandene Lebensenergie konzentriert. Die Erde selbst ist ein starker natürlicher Magnet, und Magnetiseure, die Geomagnetismus praktizieren, versuchen, diese Energie zu nutzen, um Heilung und Wohlbefinden zu fördern. Zu den Techniken des Geomagnetismus kann die Verwendung von Steinen, Kristallen und anderen natürlichen Objekten gehören, um die magnetische Energie der Erde zu kanalisieren und zu verstärken. Einige geomagnetische Magnetiseure arbeiten auch mit den tellurischen Linien, den natürlichen Energieströmen, die durch die Erde fließen, um das energetische Gleichgewicht und die Gesundheit wiederherzustellen.

Neben dem Biomagnetismus und dem Geomagnetismus gibt es noch viele andere Formen des Magnetismus, die jeweils ihre eigenen einzigartigen Techniken und Ansätze haben. Hier sind einige der häufigsten und interessantesten Formen :

1. **Tierischer Magnetismus**: Wie bereits erwähnt, wurde das Konzept des tierischen Magnetismus von Franz Anton Mesmer im 18. Jahrhundert populär gemacht. Der tierische Magnetismus konzentriert sich auf die Idee, dass alle Lebewesen über eine universelle magnetische Flüssigkeit verfügen, die manipuliert werden kann, um Heilung und Wohlbefinden zu fördern.

2. **Spiritueller Magnetismus**: Der spirituelle Magnetismus ist eine Praxis, die sich auf die im Universum vorhandene Lebensenergie und die Verbindung zwischen Körper, Geist und Seele konzentriert. Spirituelle Magnetiseure verwenden Techniken wie Meditation, Gebet und Handauflegen, um die universelle Energie zu kanalisieren und die energetische Heilung zu fördern.

3. **Radiästhetischer Magnetismus**: Die Radiästhesie ist die Kunst, subtile Energien mithilfe von Instrumenten wie Pendeln und Wünschelruten aufzuspüren. Radiästhetische Magnetiseure verwenden diese Werkzeuge, um energetische Ungleichgewichte und Blockaden im Körper und in der Umgebung aufzuspüren, und arbeiten dann

daran, das Gleichgewicht durch Manipulation der Lebensenergie wiederherzustellen. Sie können auch radiästhetische Instrumente verwenden, um nützliche geomagnetische Energiequellen zu identifizieren und sie für die Heilung zu nutzen.

4. **Kristalliner Magnetismus**: Kristalliner Magnetismus ist eine Form der Energietherapie, bei der Kristalle und Edelsteine verwendet werden, um die Lebensenergie zu kanalisieren und zu verstärken. Kristalline Magnetiseure glauben, dass Kristalle einzigartige energetische Eigenschaften besitzen und verwendet werden können, um die Energiezentren des Körpers, die sogenannten Chakras, auszugleichen und die Heilung zu fördern.

5. **Reiki-Magnetismus**: Reiki ist eine japanische Form der Energietherapie, bei der durch Handauflegen die universelle Lebensenergie, auf Japanisch "Ki" genannt, kanalisiert wird. Obwohl Reiki nicht streng genommen eine Form des Magnetismus ist, teilt es viele Ähnlichkeiten mit anderen Arten des Magnetismus, insbesondere die Manipulation der Lebensenergie zur Förderung von Heilung und Wohlbefinden.

6. **Quantenmagnetismus**: Der Quantenmagnetismus ist ein moderner, wissenschaftlicher Ansatz zur Energieheilung, der auf den Prinzipien der Quantenphysik beruht. Quantenmagnetiseure

verwenden Techniken wie Visualisierung, Meditation und Fokussierung der Absicht, um energetische Prozesse auf subatomarer Ebene zu beeinflussen und so Heilung und Wohlbefinden zu fördern.

7. **Pranischer Magnetismus**: Der Pranische Magnetismus ist eine Form der Energietherapie, die auf dem Konzept von "Prana" basiert, der Lebensenergie, die nach indischen Traditionen alle Lebewesen durchdringt. Prana-Magnetiseure verwenden Atemtechniken, Meditation und Handauflegen, um die Prana-Energie im Körper zu manipulieren und auszugleichen und so die Heilung zu fördern.

Der Magnetismus ist ein weites und vielfältiges Feld, das viele verschiedene Ansätze und Techniken zur energetischen Heilung umfasst. Biomagnetismus, Geomagnetismus, tierischer Magnetismus, spiritueller Magnetismus, radiästhetischer Magnetismus, kristalliner Magnetismus, Reiki-Magnetismus, Quantenmagnetismus und Prana-Magnetismus sind nur einige der vielen Formen des Magnetismus, die es gibt. Als angehender Magnetiseur ist es wichtig, diese verschiedenen Ansätze zu erforschen und zu verstehen, um denjenigen zu finden, der am besten mit Ihnen in Resonanz geht und es Ihnen ermöglicht, Ihre eigenen einzigartigen Fähigkeiten und Talente als Energieheiler zu entwickeln.

# Kapitel 6: Die Werkzeuge des Magnetiseurs: Pendel, Stäbe, Kristalle und mehr

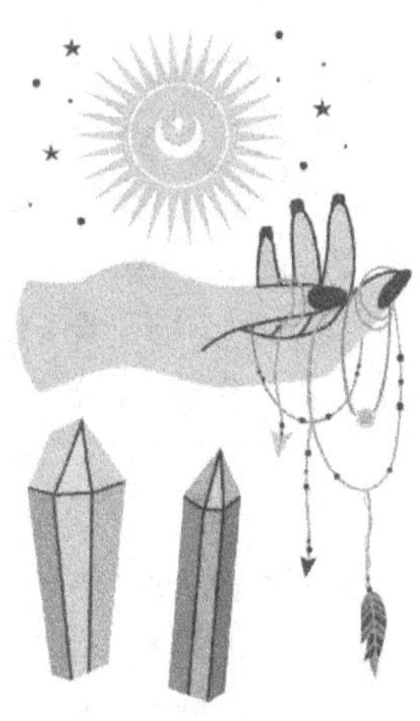

Als Magnetiseur ist es von entscheidender Bedeutung, die verschiedenen Werkzeuge zu kennen und zu beherrschen, die eingesetzt werden können, um den Prozess der Energieheilung zu erleichtern und zu verstärken. In diesem Kapitel werden wir die wichtigsten Werkzeuge, die von Magnetiseuren verwendet werden, einschließlich Pendel, Stäbe, Kristalle und anderes Zubehör, sowie ihre spezifischen Anwendungen in der Praxis des Magnetismus erforschen.

## Pendel

Pendel sind eines der häufigsten Werkzeuge, die von Magnetiseuren zum Aufspüren und Messen von Energiefeldern sowie zum Lokalisieren von Ungleichgewichten und Energieblockaden verwendet werden. Ein Pendel besteht normalerweise aus einem Gewicht, das an einer Kette oder Schnur hängt, und kann aus verschiedenen Materialien wie Metall, Kristall oder Holz hergestellt werden. Indem sie das Pendel an der Kette halten und frei schwingen lassen, können Magnetiseure die Bewegungen des Pendels beobachten, um das Vorhandensein und die Qualität der Energie in einem bestimmten Bereich des Körpers oder der Umgebung zu bestimmen.

## Essstäbchen

Ruten, auch bekannt als Radiästhesiestäbe, werden von Magnetiseuren verwendet, um geomagnetische und biomagnetische Energiequellen zu lokalisieren und zu manipulieren. Die Stäbe werden in der Regel aus leitfähigen Materialien wie Kupfer oder Messing hergestellt und sind so konstruiert, dass sie auf Energiefelder reagieren. Indem sie die Stäbchen an den Griffen halten und sie sich frei bewegen lassen, können Magnetiseure die Bewegungen der Stäbchen verfolgen, um Energiequellen und Bereiche mit Energieblockaden zu identifizieren.

## Kristalle

Kristalle und Edelsteine werden von vielen Magnetiseuren verwendet, um bei Energieheilungssitzungen die Lebensenergie zu kanalisieren und zu verstärken. Jeder Kristall hat einzigartige energetische Eigenschaften, die genutzt werden können, um die Energiezentren des Körpers, die sogenannten Chakras, auszugleichen und zu harmonisieren. Kristalle können allein oder in Kombination mit anderen Hilfsmitteln wie Pendeln und Stäben verwendet werden, um die Wirksamkeit des Heilungsprozesses zu verstärken.

## Hände

Die Hände sind eines der wichtigsten und mächtigsten Werkzeuge, die Magnetiseuren zur Verfügung stehen. Die Fähigkeit, Lebensenergie durch die Hände zu kanalisieren und zu manipulieren, ist eine grundlegende Fähigkeit von Magnetiseuren, und das regelmäßige Praktizieren von Techniken wie Handauflegen und Meditation kann helfen, diese energetische Verbindung zu stärken. Die Hände werden auch zum taktilen Erkennen von Energieungleichgewichten und -blockaden sowie zur Übertragung von Heilenergie direkt in den Körper des Patienten verwendet.

## Sonstiges Zubehör

Zusätzlich zu den oben genannten Werkzeugen können Magnetiseure auch eine Vielzahl anderer Zubehörteile verwenden, um ihre Praxis zu unterstützen und ihre

Verbindung zur Lebensenergie zu verbessern. Zu diesem Zubehör gehören u. a. :

- **Ätherische Öle**: Ätherische Öle werden häufig von Magnetiseuren verwendet, um die Entspannung zu fördern, die Energien auszugleichen und die Heilungsabsicht zu stärken. Jedes ätherische Öl hat einzigartige Eigenschaften, die zur Unterstützung des energetischen Heilungsprozesses eingesetzt werden können. Lavendel ist beispielsweise für seine beruhigenden und entspannenden Eigenschaften bekannt, während Rosmarin helfen kann, die Energie und die geistige Klarheit zu fördern.

- **Energiekarten**: Energiekarten, auch Chakrakarten oder Aurakarten genannt, sind visuelle Hilfsmittel, die von Magnetiseuren verwendet werden, um die Energiemuster des Körpers zu erkennen und zu bewerten. Energiekarten können handgezeichnet oder computergeneriert sein und dienen als Leitfaden, um Bereiche mit Ungleichgewicht und Energieblockaden zu lokalisieren.

- Musik: Musik wird von Magnetiseuren häufig eingesetzt, um eine Atmosphäre zu schaffen, die Heilung und Entspannung fördert. Die Tonfrequenzen und Vibrationen der Musik können helfen, die Energien des Körpers auszurichten und auszugleichen, wodurch der energetische Heilungsprozess erleichtert wird.

- **Meditationskissen und -matten:** Meditationskissen und -matten sind nützliche Accessoires für Magnetiseure, da sie einen bequemen und unterstützenden Raum für die Meditation und die Energieheilungssitzungen bieten. Ein gut gestalteter und bequemer Raum kann helfen, die Entspannung zu erleichtern und die Heilungsabsicht zu stärken.

- **Bücher und Lehrmaterialien:** Bücher und Lehrmaterialien über Magnetismus und Energieheilung sind ausgezeichnete Ressourcen für Magnetiseure, die ihr Wissen erweitern und ihre Fähigkeiten verfeinern möchten. Magnetiseure können auf diese Ressourcen zurückgreifen, um mehr über die verschiedenen Techniken, Werkzeuge und Ansätze zu erfahren, die sie zur Verbesserung ihrer magnetischen Praxis einsetzen können.

Die Werkzeuge des Magnetiseurs sind vielfältig und können an die Bedürfnisse und Vorlieben des jeweiligen Praktikers angepasst werden. Durch das Experimentieren und Arbeiten mit verschiedenen Werkzeugen können Magnetiseure ihr Verständnis und ihre Beherrschung der Lebensenergie erweitern und so ihre Fähigkeit verbessern, die energetische Heilung für sich selbst und andere zu erleichtern.

# Kapitel 7: Wie Sie Ihr Energiebewusstsein entwickeln

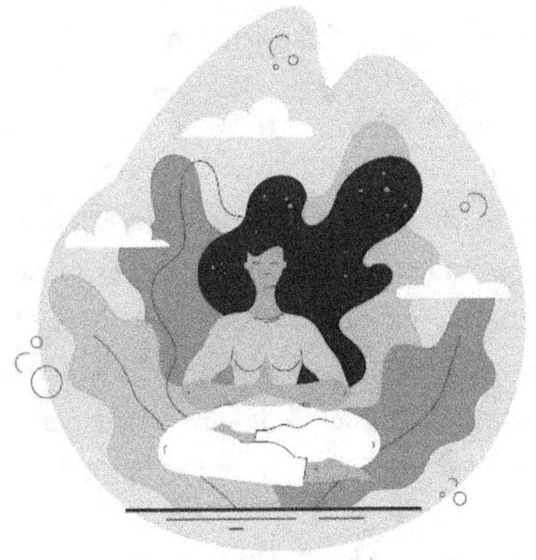

Um ein effektiver Magnetiseur zu werden, ist es von entscheidender Bedeutung, dass Sie Ihr Energiebewusstsein entwickeln. Dadurch können Sie die Lebensenergie, die Sie umgibt, wahrnehmen, spüren und mit ihr interagieren.

Hier finden Sie einige Tipps, wie Sie Ihr Energiebewusstsein stärken und Ihre Praxis des Magnetismus verbessern können.

### *Meditieren Sie regelmäßig*

Meditation ist ein mächtiges Werkzeug, um Ihr Bewusstsein für Energie und Ihre Fähigkeit, sie zu spüren, zu entwickeln. Wenn Sie regelmäßig meditieren, lernen Sie, Ihren Geist zu beruhigen und sich auf Ihr inneres Empfinden zu konzentrieren, was es Ihnen erleichtert, subtile Energiefluktuationen wahrzunehmen.

### *Praktizieren Sie das Ankern*

Ankern ist eine Technik, bei der Sie sich mit der Energie der Erde verbinden, um Ihr energetisches Gleichgewicht zu stärken. Um das Ankern zu üben, stellen Sie sich Wurzeln vor, die sich von Ihren Füßen bis zum Mittelpunkt der Erde erstrecken, und visualisieren Sie die Erdenergie, die in Ihrem Körper aufsteigt und Sie nährt und stabilisiert.

### *Kultivieren Sie das Bewusstsein*

Achtsamkeit ist eine Praxis, bei der Sie Ihren Gedanken, Empfindungen und Gefühlen eine wohlwollende, nicht-kritische Aufmerksamkeit schenken. Wenn Sie diese Gewohnheit entwickeln, lernen Sie, die Energien, die Sie umgeben, besser zu spüren und ihren Einfluss auf Ihr Wohlbefinden besser zu verstehen.

### *Experimentieren Sie mit Energietechniken*

Es gibt viele Energietechniken, die Sie erforschen können, um Ihre Sensibilität zu entwickeln, z. B. Reiki, Qi Gong oder

Yoga. Indem Sie mit verschiedenen Praktiken experimentieren, werden Sie herausfinden, welche am stärksten mit Ihnen in Resonanz gehen und Ihnen helfen, Ihre Verbindung zur Lebensenergie zu stärken.

### *Vertrauen Sie Ihrer Intuition*

Die Intuition ist ein wertvolles Werkzeug, um Energie wahrzunehmen und Ihre Praxis des Magnetismus zu lenken. Wenn Sie Ihrer Intuition vertrauen, können Sie die Energiebedürfnisse von sich selbst und anderen besser verstehen und Ihre Vorgehensweise entsprechend anpassen.

### *Achten Sie auf Ihre körperlichen und emotionalen Wahrnehmungen*

Die Lebensenergie kann sich auf vielfältige Weise manifestieren, u. a. durch körperliche Empfindungen wie Hitze, Kälte oder Kribbeln und durch Gefühle wie Freude, Trauer oder Wut. Indem Sie auf diese Manifestationen achten, entwickeln Sie Ihre Fähigkeit, die Energie, die Sie umgibt, wahrzunehmen und zu interpretieren.

### *Üben Sie regelmäßig*

Wie bei jeder Fertigkeit ist regelmäßiges Üben entscheidend, um Ihr Energiebewusstsein zu entwickeln. Je mehr Sie sich darin üben, die Lebensenergie zu spüren und mit ihr zu arbeiten, desto kompetenter werden Sie in diesem Bereich.

Wenn Sie diese Ratschläge befolgen und sich auf einen kontinuierlichen Lernprozess einlassen, werden Sie allmählich Ihr Energiebewusstsein entwickeln und Ihre Fähigkeit, den Magnetismus zu praktizieren, verbessern. Denken Sie daran, dass jeder Mensch einzigartig ist und dass sich Ihr Weg von dem anderer Menschen unterscheiden wird. Seien Sie geduldig und nachsichtig mit sich selbst und scheuen Sie sich nicht, Rat und Unterstützung bei Gleichgesinnten oder Fachleuten auf diesem Gebiet zu suchen. Wenn Sie hartnäckig bleiben, werden Sie in der Lage sein, Ihr Energiebewusstsein zu entwickeln und Ihre Fähigkeiten als Magnetiseur voll einzusetzen, um bei der Heilung und dem Energieausgleich derjenigen zu helfen, die sie benötigen.

# Teil II: Platz für die Praxis

# Kapitel 8: Grundlegende Techniken für den Einstieg in den Magnetismus

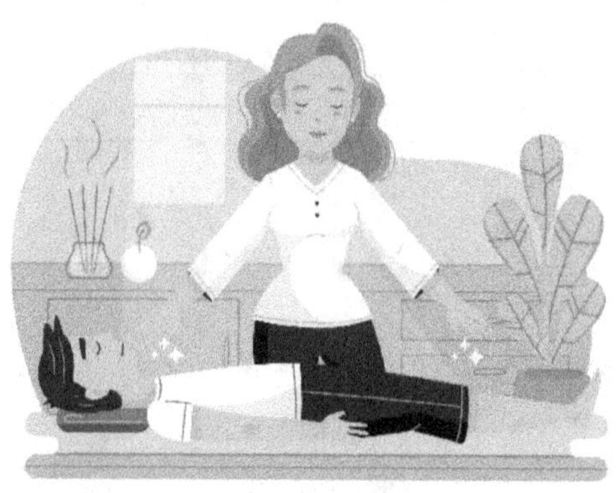

In diesem Kapitel behandeln wir konkrete Techniken, mit denen Sie sich in den Magnetismus einführen und Ihre Fähigkeiten als Magnetiseur entwickeln können. Wir führen Sie durch eine typische Magnetismus-Sitzung, um Ihnen zu helfen, den Prozess und die verschiedenen beteiligten Schritte zu verstehen.

## 1. Vorbereitung der Umgebung

Bevor Sie mit einer magnetischen Sitzung beginnen, ist es wichtig, die Umgebung vorzubereiten, in der Sie arbeiten werden. Achten Sie darauf, dass der Raum sauber, ordentlich und ruhig ist. Sie können ätherische Öle, Räucherstäbchen oder Kerzen verwenden, um eine entspannende Atmosphäre zu schaffen. Es ist auch wichtig, dass die Temperatur im Raum für Sie und die Person, die Sie behandeln, angenehm ist.

## 2. Vorbereitung des Magnetiseurs

Bevor Sie mit der Sitzung beginnen, nehmen Sie sich einen Moment Zeit, um sich mental und energetisch vorzubereiten. Praktizieren Sie einige tiefe Atemübungen, um sich zu zentrieren und zu entspannen. Sie können sich auch verankern, indem Sie eine tiefe Verbindung mit der Erde visualisieren und sich auf Ihre Heilungsabsicht konzentrieren.

## 3. Vorstellung und Absicht

Wenn Sie bereit sind, mit der Sitzung zu beginnen, setzen Sie sich bequem vor die Person, die Sie behandeln werden. Besprechen Sie mit ihr, was sie braucht, was sie erwartet und was sie sich von der Sitzung erhofft. Legen Sie gemeinsam eine klare Absicht für die magnetische Sitzung fest. Diese Absicht kann z. B. darin bestehen, einen bestimmten Schmerz zu lindern, das Energiegleichgewicht wiederherzustellen oder die Entspannung zu fördern.

## 4. Erkennen von Energieungleichgewichten

Um Energieungleichgewichte aufzuspüren, führen Sie zunächst Ihre Hände in einem Abstand von etwa 5 bis 10 Zentimetern über den Körper der Person, ohne sie zu berühren. Spüren Sie die Energieschwankungen und erkennen Sie Bereiche, in denen die Energie blockiert oder unausgeglichen zu sein scheint.

## 5. Technik des Handauflegens

Wenn Sie die Bereiche identifiziert haben, die einer Behandlung bedürfen, können Sie mit der Technik des Handauflegens beginnen. Legen Sie Ihre Hände auf oder in die Nähe des betroffenen Bereichs und visualisieren Sie die Energie, die von Ihren Händen in den Körper der Person fließt. Spüren Sie den Energieaustausch und passen Sie die Position Ihrer Hände ggf. an, um einen besseren Energiefluss zu fördern.

## 6. Energetisches Scannen

Das Energiefegen kann dazu verwendet werden, den Körper einer Person von stagnierenden oder negativen Energien zu reinigen. Legen Sie Ihre Hände einige Zentimeter vom Körper entfernt auf und bewegen Sie sie langsam vom oberen Teil des Kopfes bis zu den Füßen. Konzentrieren Sie sich auf die Bereiche, in denen Sie ein Ungleichgewicht festgestellt haben, und arbeiten Sie so lange, bis Sie spüren, dass die Energie freier fließt.

## 7. Harmonisierung der Chakren

Nachdem Sie die spezifischen Bereiche behandelt haben, können Sie an der Harmonisierung der Chakren arbeiten.

Beginnen Sie mit dem Wurzelchakra an der Basis der Wirbelsäule und arbeiten Sie sich allmählich zum Kronenchakra am Scheitelpunkt des Kopfes hoch. Legen Sie für jedes Chakra Ihre Hände in die Nähe und konzentrieren Sie sich auf die Farbe und die Energie, die mit diesem Energiezentrum verbunden sind. Visualisieren Sie die Energie, die frei durch jedes Chakra fließt, und arbeiten Sie daran, die Blockade zu lösen oder die Energie auszugleichen, falls nötig.

## 8. Schließung der Sitzung

Wenn Sie die Energiearbeit beendet haben, nehmen Sie sich einen Moment Zeit, um die Sitzung zu schließen, indem Sie sich bei der Person für ihr Vertrauen und ihre Teilnahme bedanken. Ermutigen Sie sie, ihre Gefühle und Erfahrungen während der Sitzung mitzuteilen. Es ist auch wichtig, Folgemaßnahmen zu besprechen, wie z. B. Anker- oder Atemübungen, die Sie zu Hause praktizieren können, um das energetische Gleichgewicht zu erhalten.

## 9. Energetische Reinigung

Nach der Sitzung ist es wichtig, die restliche Energie zu reinigen und sich von der Person, die Sie behandelt haben, zu trennen. Visualisieren Sie dazu eine energetische Schnur, die Sie mit der Person verbindet, und stellen Sie sich vor, wie sie sich langsam auflöst. Sie können auch Anker- und Atemtechniken anwenden, um sich neu zu zentrieren und alle Restenergien zu beseitigen.

# 10. Selbstfürsorge und Entwicklung

Als Magnetiseur ist es wichtig, auf sich selbst zu achten und Ihre Fähigkeiten und Ihr Energiebewusstsein weiterzuentwickeln. Praktizieren Sie regelmäßig Meditations-, Anker- und Atemübungen, um Ihr energetisches Gleichgewicht zu erhalten und Ihre Verbindung zur universellen Energie zu stärken. Scheuen Sie sich außerdem nicht, an Workshops, Schulungen oder Selbsthilfegruppen teilzunehmen, um Ihr Wissen zu erweitern und sich mit anderen Praktikern auszutauschen.

In diesem Kapitel wurden eine typische magnetisierende Sitzung und die grundlegenden Techniken für den Einstieg als Magnetiseur vorgestellt. Wenn Sie sich mit diesen Methoden vertraut machen und sie regelmäßig anwenden, werden Sie nach und nach Ihr Energiebewusstsein und Ihre Fähigkeit, mit Magnetismus zu arbeiten, entwickeln. Denken Sie daran, dass Übung und Erfahrung für den Fortschritt in dieser Disziplin unerlässlich sind, seien Sie also geduldig und ausdauernd beim Lernen.

In den nächsten Kapiteln werden wir auf einige der oben genannten Bereiche näher eingehen, um Ihnen die Schlüssel zu geben, um es selbst zu machen.

# Kapitel 9: Aufspüren von Energieungleichgewichten

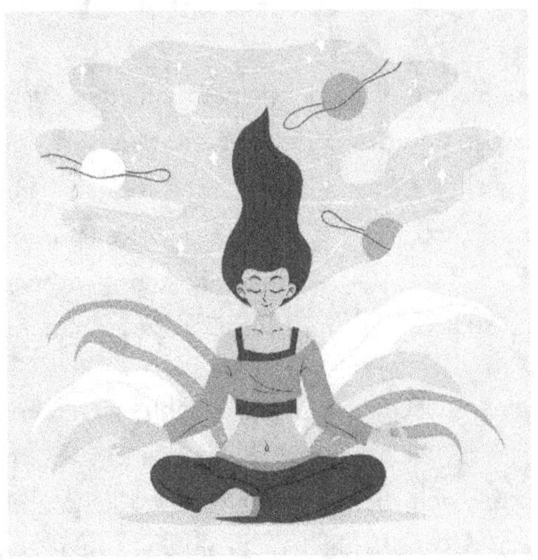

Das Aufspüren von Energieungleichgewichten ist ein entscheidender Schritt im Prozess der Heilung durch Magnetismus. Diese Ungleichgewichte können die Ursache für viele gesundheitliche Probleme sein, sowohl körperlicher als auch emotionaler Art. In diesem Kapitel befassen wir uns mit verschiedenen Methoden, um energetische Ungleichgewichte zu erkennen und zu lokalisieren, damit sie wirksam behandelt werden können.

## Persönliche Energieempfindlichkeit

Die erste Methode, um energetische Ungleichgewichte zu erkennen, besteht darin, Ihre eigene energetische Sensibilität zu nutzen. Sie können diese Fähigkeit entwickeln, indem Sie regelmäßig meditieren und sich auf die Empfindungen Ihres Körpers konzentrieren. Mit der Zeit werden Sie lernen, die Energieschwankungen in Ihrem Körper zu spüren und sie zu deuten.

Wenn Sie mit einem Klienten arbeiten, versuchen Sie intuitiv zu erspüren, wo die Energie blockiert oder aus dem Gleichgewicht geraten ist. Sie können Hitze- oder Kältegefühle, ein Kribbeln oder Druck verspüren. Vertrauen Sie Ihrer Intuition und scheuen Sie sich nicht, dem Klienten Fragen zu stellen, um Ihre Eindrücke zu bestätigen.

Um energetische Ungleichgewichte zu erkennen, ist es wichtig, dass Sie Ihrem Klienten aufmerksam zuhören. Nehmen Sie sich die Zeit, mit Ihrem Klienten zu sprechen und seine gesundheitlichen Probleme, seine emotionalen Anliegen und seine Vorgeschichte zu verstehen. Diese Informationen helfen Ihnen, die Bereiche zu identifizieren, in denen möglicherweise ein Energieungleichgewicht vorliegt.

## Verwendung des Pendels

Das Pendel ist ein wertvolles Hilfsmittel, um energetische Ungleichgewichte zu erkennen. Halten Sie das Pendel über jedes Chakra des Klienten und beobachten Sie seine Bewegungen. Eine Kreisbewegung im Uhrzeigersinn weist normalerweise auf ein ausgeglichenes und offenes Chakra hin, während eine Kreisbewegung gegen den Uhrzeigersinn auf ein unausgeglichenes oder geschlossenes Chakra hinweist.

# Energiescannen mit den Händen

Das Energiescannen mit den Händen ist eine weitere wirksame Technik, um energetische Ungleichgewichte aufzuspüren. Legen Sie Ihre Hände einige Zentimeter vom Körper Ihres Klienten entfernt auf und bewegen Sie sie langsam vom Scheitel bis zu den Füßen. Achten Sie auf Empfindungen, die Sie in Ihren Händen spüren, wie Wärme, Kälte oder Vibrationen. Diese Empfindungen können auf Bereiche hinweisen, in denen ein energetisches Ungleichgewicht herrscht.

## Visuelle Beobachtung

Schließlich kann auch die visuelle Beobachtung energetische Ungleichgewichte aufdecken. Schauen Sie sich den Körper Ihres Klienten genau an und achten Sie auf Anzeichen von Verspannungen, Schmerzen oder Unwohlsein. Auch Bereiche mit Rötung, Schwellung oder Verfärbung der Haut können auf zugrunde liegende Energieprobleme hinweisen.

Hier sind einige Tipps, wie Sie Ihre Fähigkeit, Energieungleichgewichte zu erkennen, verbessern können:

- Üben Sie regelmäßig

- Praktizieren Sie regelmäßig Meditation und Übungen zum Energiebewusstsein, um Ihre Intuition und Ihre Wahrnehmung von Energien zu verfeinern.

- Bleiben Sie offen und empfänglich für die Informationen, die Sie erhalten, auch wenn sie anfangs seltsam oder ungewöhnlich erscheinen.

- Zögern Sie nicht, Ihre Kundin/Ihren Kunden um weitere Informationen zu bitten, um Ihre Eindrücke zu bestätigen und ihre/seine Situation besser zu verstehen.

- Wenn Sie mit einem Klienten arbeiten, schaffen Sie eine ruhige und friedliche Umgebung, die die Entspannung und die Verbindung mit feinstofflichen Energien fördert.

- Machen Sie sich nach jeder Sitzung Notizen, um Ihren Fortschritt zu verfolgen und Ihre Fähigkeiten beim Aufspüren von Energieungleichgewichten zu verfeinern.

Wenn Sie diese Techniken zum Aufspüren von energetischen Ungleichgewichten beherrschen, können Sie die Bedürfnisse Ihrer Klienten besser verstehen und ihnen eine wirksamere Behandlung anbieten. Je mehr Sie üben und Ihr Energiebewusstsein entwickeln, desto leichter wird es Ihnen fallen, energetische Ungleichgewichte bei Ihren Klienten zu erkennen und anzusprechen.

Das Aufspüren von energetischen Ungleichgewichten ist eine wesentliche Fähigkeit für jeden angehenden Magnetiseur. Indem Sie Ihr Energiebewusstsein entwickeln und sich mit den verschiedenen Techniken des Aufspürens vertraut machen, können Sie Ihren Klienten eine effektivere und gezieltere Behandlung zukommen lassen. Denken Sie daran, dass regelmäßiges Üben der Schlüssel dazu ist, Ihre Fähigkeiten zu verbessern und mehr Selbstvertrauen in Ihre Arbeit als Magnetiseur zu gewinnen.

# Kapitel 10: Die verschiedenen Handauflegungen und Kontaktgesten

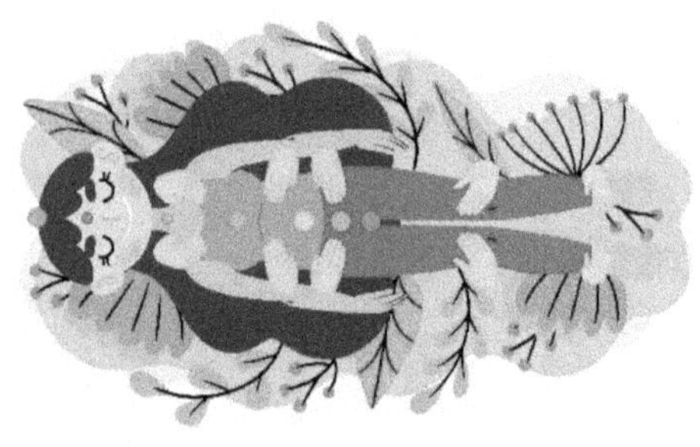

Das Handauflegen ist eine wesentliche Technik des Magnetismus und bildet den Kern der Praxis. In diesem Kapitel befassen wir uns mit den verschiedenen Handauflegungen und Kontaktgesten, die von Magnetiseuren verwendet werden, um Energie zu übertragen und die Heilung zu fördern.

## Direkte Handbesteuerung

Das direkte Handauflegen ist die häufigste Methode im Magnetismus. Sie besteht darin, die Hände auf den Körper der Person zu legen, die die Behandlung empfängt, und sich dabei auf bestimmte Bereiche zu konzentrieren, in denen die

Energie ausgeglichen oder verstärkt werden soll. Die Hände werden in der Regel flach aufgelegt, wobei die Finger leicht gespreizt sind, wodurch eine bessere Energieübertragung ermöglicht wird.

## Indirekte Handauflegung

Indirektes Handauflegen, auch als Fernmagnetismus bekannt, wird praktiziert, wenn ein körperlicher Kontakt nicht möglich oder nicht erwünscht ist. Bei dieser Methode werden die Hände einige Zentimeter über dem Körper der Person platziert, wodurch ein Energiefeld zwischen den Händen des Praktizierenden und dem Körper des Empfängers entsteht. Auf diese Weise wird die Energie ohne direkten Kontakt übertragen. Der Abstand beträgt in der Regel 5 bis 10 cm.

## Magnetische Pässe

Magnetische Durchgänge sind eine Reihe von Bewegungen und Gesten, die der Magnetiseur ausführt, um die Energie im Körper des Empfängers zu bewegen und zu harmonisieren. Diese Gesten können energetische Streichungen, kreisende Bewegungen und leichten Druck umfassen. Magnetische Durchgänge werden oft in Kombination mit direktem oder indirektem Handauflegen eingesetzt, um die Wirksamkeit der Behandlung zu verstärken.

## Spezifische Kontaktgesten

Einige Kontaktgesten sind speziell darauf ausgerichtet, an bestimmten Bereichen oder Problemen zu arbeiten. Bei der "Pistolen"-Geste beispielsweise werden Daumen, Zeige- und Mittelfinger auf den zu behandelnden Bereich gerichtet, wodurch die Energie gebündelt und die Genauigkeit der Behandlung erhöht wird. Andere spezifische Gesten umfassen Fingerdruck, Berührungen und Klopfen.

## Die Bedeutung von Absicht und Verbindung

Die Wirksamkeit des Handauflegens und der Kontaktgesten hängt weitgehend von der Absicht und der Verbindung des Magnetiseurs ab. Es ist von entscheidender Bedeutung, eine klare Heilungsabsicht zu haben und während der Behandlung voll präsent zu sein. Darüber hinaus ist die emotionale und energetische Verbindung mit der Person, die die Behandlung erhält, entscheidend, damit die Energie frei und optimal fließen kann. Wenn die Person absolut nicht respektvoll ist, ist es viel schwieriger, sie zu heilen. Man muss also in gewisser Weise mit seinem Patienten verbunden sein.

## Techniken an individuelle Bedürfnisse anpassen

Jeder Mensch ist einzigartig, und es ist wichtig, die Techniken des Handauflegens und die Kontaktgesten an die

Bedürfnisse und das Empfinden jedes Einzelnen anzupassen. Erfahrene Magnetiseurinnen und Magnetiseure lernen, auf die subtilen Zeichen des Körpers und der Energie zu achten, um ihre Vorgehensweise anzupassen und eine maßgeschneiderte Behandlung zu bieten.

Das Handauflegen und die Kontaktgesten sind grundlegende Elemente der magnetischen Praxis. Wenn Magnetiseure diese Techniken beherrschen und an die individuellen Bedürfnisse anpassen, können sie die Lebensenergie wirksam übertragen und die Heilung ihrer Klienten fördern. Zögern Sie nicht, mit diesen Methoden zu experimentieren und sie zu praktizieren, um Ihren eigenen Stil und Ansatz für den Magnetismus zu entwickeln, wobei Sie stets die Heilungsabsicht und die energetische Verbindung zu der Person, die Sie behandeln, im Auge behalten sollten.

# Kapitel 11: Wie man den Energiescan durchführt

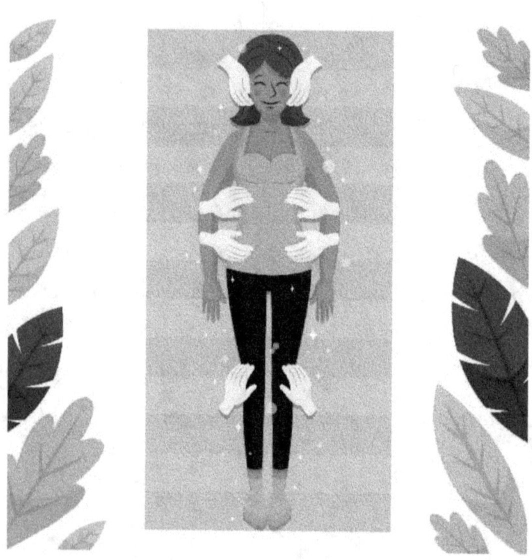

Das energetische Scannen ist eine wesentliche Technik in der Praxis des Magnetismus. Mit ihr lassen sich energetische Ungleichgewichte im Körper einer Person aufspüren und korrigieren. In diesem Kapitel sehen wir uns an, wie man einen Energie-Sweep Schritt für Schritt durchführt. Einige Schritte sind dieselben wie bei einer typischen Sitzung, die wir in Kapitel 8 behandelt haben.

## Vorbereitung der Sitzung

Bevor Sie mit dem energetischen Abtasten beginnen, sollten Sie sich vergewissern, dass Ihr Arbeitsbereich ruhig und entspannend ist. Bitten Sie Ihren Klienten, sich auf eine Massageliege zu legen oder sich bequem auf einen Stuhl zu setzen. Nehmen Sie sich einen Moment Zeit, um sich zu zentrieren und sich mit Ihrer Intuition zu verbinden.

## Verbindung zur universellen Energie

Bevor Sie mit dem Energie-Sweep beginnen, ist es wichtig, dass Sie sich mit der universellen Energie verbinden. Schließen Sie die Augen, atmen Sie tief ein und stellen Sie sich ein strahlendes weißes Licht vor, das vom Himmel herabkommt, durch Ihren Kopf fließt und Ihren ganzen Körper erfüllt. Spüren Sie, wie diese Energie Sie umgibt und beschützt.

## Positionierung der Hände

Das energetische Ausstreichen wird normalerweise mit den Händen durchgeführt, die einige Zentimeter über dem Körper des Klienten platziert werden. Beginnen Sie damit, Ihre Hände auf Höhe des Kopfes des Klienten zu platzieren, wobei die Handflächen nach unten zeigen. Achten Sie darauf, dass Sie den Klienten nicht körperlich berühren, um den Energiefluss nicht zu stören.

## Körperabtastung

Bewegen Sie Ihre Hände langsam in Richtung des Unterkörpers und folgen Sie dabei den Konturen der Silhouette des Klienten.

Achten Sie während dieses Prozesses auf alle Empfindungen, die Sie in Ihren Händen haben könnten, z. B. Hitze, Kälte, Kribbeln oder Druck. Diese Empfindungen können auf das Vorhandensein von Energieungleichgewichten hinweisen.

## Identifikation von Energieungleichgewichten

Wenn Sie ein Energieungleichgewicht feststellen, notieren Sie sich, wo es sich befindet und wie es sich anfühlt. Sie könnten z. B. ein Kältegefühl im Solarplexus verspüren, was auf eine Energieblockade in diesem Bereich hindeuten könnte.

Sobald Sie das Energieungleichgewicht erkannt haben, können Sie damit beginnen, es mithilfe verschiedener magnetischer Techniken wie Handauflegen, Energieprojektion oder Visualisierung zu beheben. Arbeiten Sie mit Absicht und stellen Sie sich vor, wie sich die blockierte Energie auflöst und das energetische Gleichgewicht wiederhergestellt wird.

Nachdem Sie die Energieungleichgewichte korrigiert haben, führen Sie einen letzten Energie-Scan durch, um sicherzustellen, dass die Energie im gesamten Körper des Klienten frei fließt. Wenn Sie immer noch Unausgewogenheiten feststellen, wiederholen Sie die Korrekturschritte, bis Sie das Gefühl haben, dass die Energie ausgeglichen ist.

## Abschluss der Sitzung

Wenn die Energieabtastung beendet ist, danken Sie der universellen Energie und schalten Sie ab, indem Sie sich vorstellen, wie das weiße Licht um Sie herum wieder in den Himmel zurückkehrt. Nehmen Sie sich einen Moment Zeit, um sich neu zu zentrieren und zu verankern. Laden Sie Ihren Klienten dann ein, sich seines Körpers bewusst zu werden und langsam in einen wachen Zustand zurückzukehren. Besprechen Sie mit ihm, wie Sie sich während des Energiescans gefühlt haben und welche Ungleichgewichte Sie möglicherweise erkannt und behoben haben. Ermutigen Sie ihn, seine Eindrücke und Empfindungen während der Sitzung mitzuteilen.

Das energetische Scannen ist eine wertvolle Technik für Magnetiseure, mit der energetische Ungleichgewichte im Körper einer Person erkannt und korrigiert werden können. Wenn Sie die in diesem Kapitel beschriebenen Schritte befolgen, werden Sie in der Lage sein, einen effektiven Energie-Sweep durchzuführen und Ihren Klienten zu helfen, einen Zustand des Gleichgewichts und des Wohlbefindens zu erlangen.

# Kapitel 12: Wie man die Chakren harmonisiert

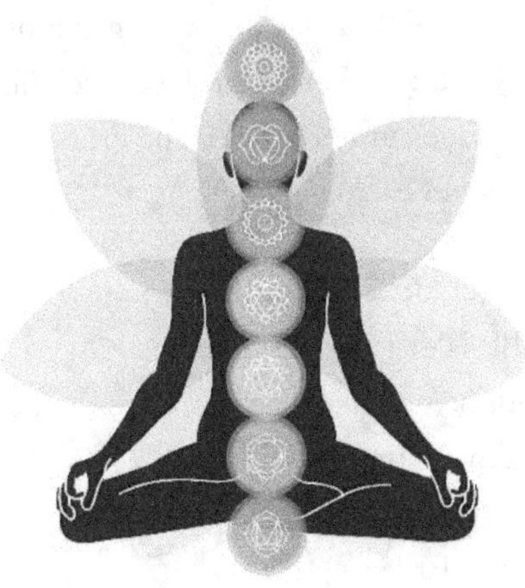

Die Harmonisierung der Chakren ist ein wesentlicher Schritt in der Praxis des Magnetismus, da sie das energetische Gleichgewicht des Körpers wiederherstellt und emotionale Blockaden löst. In diesem Kapitel erfahren Sie, wie Sie die Chakren harmonisieren können, indem Sie die Technik des Handauflegens anwenden und mit der Energie der einzelnen Chakren arbeiten.

## Kenntnis der Chakren

Bevor Sie mit der Harmonisierung der Chakren beginnen, ist es wichtig, dass Sie die sieben Hauptchakren, ihre Lage, ihre Funktionen sowie die ihnen zugeordneten Farben und Elemente kennen. So können Sie Energieungleichgewichte besser verstehen und die richtigen Techniken zu ihrer Behandlung wählen.

Die sieben Hauptchakren sind Energiezentren, die sich entlang der Wirbelsäule befinden. Sie sind für den Fluss der Lebensenergie, auch Prana oder Chi genannt, durch den Körper verantwortlich. Hier ist ein Überblick über die sieben Chakren, ihre Lage, ihre Funktionen, ihre Farben und die ihnen zugeordneten Elemente :

1.  **Wurzelchakra (Muladhara)** :
    Ort: Basis der Wirbelsäule
    Funktion: Verankerung, Sicherheit, Überleben und Grundinstinkte.
    Farbe: Rot
    Element: Erde

2.  **Sakralchakra (Svadhisthana)** :
    Ort: Unterhalb des Nabels, oberhalb des Schambeins.
    Funktion: Sexualität, Kreativität, Emotionen und Beziehungen.
    Farbe: Orange
    Element: Wasser

3.  **Solarplexus-Chakra (Manipura)** :
    Standort: Zwischen Nabel und Brustbein.
    Funktion: Persönliche Macht, Willenskraft, Selbstwertgefühl und Verdauung.
    Farbe: Gelb
    Element: Feuer

4.  **Herzchakra (Anahata)** :
    Ort: In der Mitte der Brust, auf Höhe des Herzens.
    Funktion: Liebe, Mitgefühl, Empathie und Heilung.
    Farbe: Grün (manchmal rosa für bedingungslose
    Liebe).
    Element: Luft

5.  **Halschakra (Vishuddha)** :
    Standort: Schlund, auf Höhe der Schilddrüse.
    Funktion: Kommunikation, Ausdruck und
    Wahrheit.
    Farbe: Hellblau
    Element: Äther (Raum)

6.  **Chakra des dritten Auges (Ajna)** :
    Ort: Zwischen den Augenbrauen, leicht darüber.
    Funktion: Intuition, Hellsehen, Vorstellungskraft
    und Weisheit.
    Farbe: Indigo (dunkelblau)
    Element: Licht

7.  **Kronen-Chakra (Sahasrara)** :
    Ort: Scheitelpunkt des Kopfes Funktion:
    Spiritualität, Erwachen und Verbindung zum
    Universum.
    Farbe: Violett (manchmal weiß)
    Element: Kein spezifisches Element, steht für reines
    Bewusstsein

Jedes Chakra hat einzigartige Eigenschaften, die unser emotionales, körperliches und spirituelles Wohlbefinden beeinflussen. Wenn sie im Gleichgewicht sind, lassen die Chakren die Energie frei durch unseren Körper fließen und fördern Gesundheit und innere Harmonie.

## Vorbereitung auf die Harmonisierung und Verbindung mit der Energie

Achten Sie darauf, dass Sie sich in einer ruhigen und friedlichen Umgebung befinden, die Konzentration und Entspannung fördert. Sie können Räucherstäbchen, Kerzen oder sanfte Musik verwenden, um eine beruhigende Atmosphäre zu schaffen. Setzen Sie sich der zu behandelnden Person bequem gegenüber oder bitten Sie sie, sich auf den Rücken zu legen.

Bevor Sie mit der Harmonisierung der Chakren beginnen, nehmen Sie sich einen Moment Zeit, um sich durch eine kurze Meditation oder einen tiefen Atemzug mit der universellen Energie zu verbinden. Stellen Sie sich vor, wie die universelle Energie durch den Scheitelpunkt Ihres Kopfes in Ihren Körper eintritt und bis zu Ihren Händen hinunterfließt.

## Handauflegen auf die Chakren

Um die Chakren zu harmonisieren, beginnen Sie mit dem Wurzelchakra, das sich an der Basis der Wirbelsäule befindet, und arbeiten Sie sich bis zum Kronenchakra vor, das sich am Scheitelpunkt des Kopfes befindet. Legen Sie Ihre Hände leicht über jedes Chakra, ohne die Haut direkt zu berühren. Lassen Sie die universelle Energie einige Minuten lang durch

Ihre Hände und in das Chakra fließen, bis Sie spüren, dass die Energie ausgeglichen und fließend ist.

Nachdem Sie jedes Chakra einzeln bearbeitet haben, führen Sie einen energetischen Sweep durch, um energetische Rückstände zu entfernen und das allgemeine Gleichgewicht des Energiesystems wiederherzustellen. Legen Sie dazu Ihre Hände mit den Handflächen nach unten über den Kopf der Person und bewegen Sie sie langsam entlang der Mittellinie des Körpers nach unten bis zu den Füßen. Wiederholen Sie diese Geste mehrmals, um alle stagnierenden oder negativen Energien zu beseitigen.

Wenn die Harmonisierung abgeschlossen ist, überprüfen Sie den Zustand der Chakren mithilfe Ihrer Intuition oder eines Pendels. Wenn Sie immer noch Ungleichgewichte feststellen, wiederholen Sie das Handauflegen auf die betreffenden Chakren, bis die Energie ausgeglichen ist.

Zum Abschluss der Sitzung danken Sie der universellen Energie für ihre Hilfe und verwurzeln sich, indem Sie Wurzeln visualisieren, die von Ihren Füßen ausgehen und sich mit der Erde verbinden. Bitten Sie auch die behandelte Person, sich einen Moment Zeit zu nehmen, um sich wieder mit ihrem Körper und ihrer Umgebung zu verbinden, und teilen Sie ihr mit, wie sie die Erfahrung empfunden hat.

Die Harmonisierung der Chakren ist eine kraftvolle Technik, um das energetische Gleichgewicht wiederherzustellen und die körperliche, emotionale und spirituelle Gesundheit zu fördern. Wenn Sie diese Technik regelmäßig an sich selbst und an anderen üben, entwickeln Sie Ihr Energiebewusstsein und verbessern Ihre magnetischen Fähigkeiten.

# Kapitel 13:
# Selbstmagnetismus: Lernen, sich selbst zu heilen

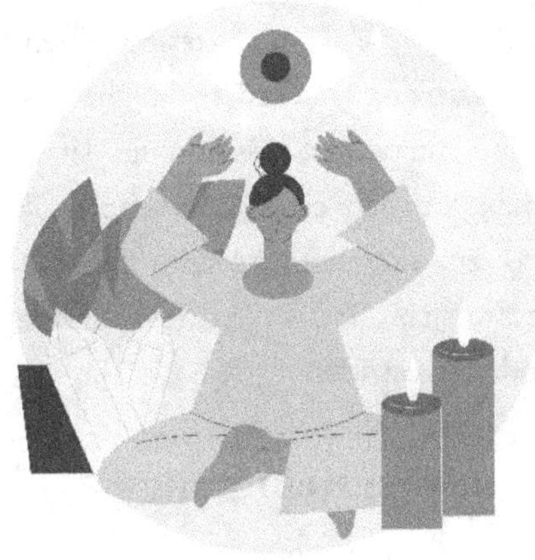

Der Selbstmagnetismus ist eine wesentliche Praxis für jeden, der seine magnetischen Fähigkeiten ausbauen möchte. Bevor Sie mit Klienten arbeiten, ist es von entscheidender Bedeutung, dass Sie sich die Zeit nehmen, sich mit den Techniken vertraut zu machen und an sich selbst zu üben. Durch Selbstmagnetismus können Sie die Empfindungen und Wirkungen des Magnetismus besser verstehen, Ihr Energiebewusstsein entwickeln und eine bessere Beherrschung der Techniken erlangen. In diesem Kapitel führen wir Sie durch die Schritte zur Einführung in den

Selbstmagnetismus und stellen Ihnen Übungen vor, die Sie an sich selbst durchführen können.

# 1. Vorbereitung auf den Selbstmagnetismus

Wie bei jeder magnetischen Sitzung ist die Vorbereitung entscheidend. Achten Sie darauf, dass Sie einen ruhigen und bequemen Ort wählen, an dem Sie nicht gestört werden. Nehmen Sie eine entspannte Position ein, sitzen oder liegen Sie und nehmen Sie sich einen Moment Zeit, um sich zu zentrieren und zu verankern. Atmen Sie tief und ruhig, konzentrieren Sie sich auf Ihre Atmung und lassen Sie alle Spannungen oder Stress los.

# 2. Energetische Reinigung

Bevor Sie mit dem Selbstmagnetismus beginnen, ist es wichtig, Ihre Energie zu reinigen. Stellen Sie sich dazu ein reines, weißes Licht vor, das vom Himmel herabkommt und Sie einhüllt. Lassen Sie dieses Licht in sich eindringen und alle negativen oder stagnierenden Energien auflösen. Nehmen Sie sich einen Moment Zeit, um diese reinigende und belebende Energie zu spüren, und visualisieren Sie das weiße Licht, das sich um Sie herum ausbreitet und einen schützenden Kokon bildet.

# 3. Verbindung zur universellen Energie

Sobald Sie sich gereinigt und geschützt fühlen, ist es an der Zeit, sich mit der universellen Energie zu verbinden. Stellen Sie sich ein goldenes Licht vor, das vom Himmel herabkommt und durch die Schädeldecke in Ihren Kopf eintritt. Lassen Sie dieses Licht Ihren ganzen Körper erfüllen und ihn mit der universellen Energie durchtränken. Spüren Sie diese tiefe Verbindung mit der universellen Energie und seien Sie sich Ihrer Absicht bewusst, sich zu Ihrem höchsten Wohl selbst zu magnetisieren.

# 4. Selbstmagnetismus in der Praxis

Da Sie nun vorbereitet und mit der universellen Energie verbunden sind, ist es an der Zeit, mit dem Selbstmagnetismus zu beginnen. Hier sind einige Übungen, die Sie an sich selbst durchführen können:

**a. Energetisches Scannen**: Wie in den vorherigen Kapiteln erläutert, ist das energetische Scannen eine Schlüsseltechnik zum Aufspüren von Energieungleichgewichten. Platzieren Sie Ihre Hände in einigen Zentimetern Abstand über Ihrem Körper und führen Sie einen langsamen, methodischen Scan von Kopf bis Fuß durch. Achten Sie auf Veränderungen des Gefühls in Ihren Händen, die auf blockierte oder unausgeglichene Bereiche hinweisen können.

**b. Handauflegen**: Wenn Sie einen Bereich identifiziert haben, der ein energetisches Gleichgewicht benötigt, legen Sie Ihre Hände auf diesen Bereich oder in einigen Zentimetern Abstand davon. Lassen Sie die universelle Energie durch sich selbst und in den betreffenden Bereich fließen. Stellen Sie sich vor, wie die Energie Blockaden auflöst und das Gleichgewicht wiederherstellt. Tun Sie dies einige Minuten lang und achten Sie auf die Empfindungen, die Sie in Ihren Händen und dem behandelten Bereich spüren.

**c. Selbstbehandlung der Chakren**: Legen Sie Ihre Hände auf jedes Chakra, beginnend mit dem Wurzelchakra und aufsteigend bis zum Kronenchakra. Nehmen Sie sich für jedes Chakra einen Moment Zeit, um die Energie zu spüren und die universelle Energie auszusenden, um das Chakra auszugleichen und zu harmonisieren. Sie können auch die Farbe visualisieren, die mit jedem Chakra verbunden ist, um die Wirkung der Behandlung zu verstärken.

**d. Globale Selbstbehandlung**: Zum Abschluss Ihrer Selbstmagnetisierungssitzung legen Sie Ihre Hände auf Ihr Herz und stellen sich die universelle Energie vor, die Sie vollständig umhüllt und Ihnen ein Gefühl des Wohlbefindens, des Friedens und der Harmonie vermittelt. Nehmen Sie sich einige Augenblicke Zeit, um diese Energie zu integrieren und ihre wohltuende Wirkung in sich aufzunehmen.

# 5. Abschluss der Selbstmagnetisierungssitzung

Nachdem Sie Ihre selbstmagnetischen Übungen beendet haben, nehmen Sie sich einen Moment Zeit, um sich wieder zu zentrieren und zu verankern. Drücken Sie Ihre Dankbarkeit für die universelle Energie und die Wohltaten, die Sie erhalten haben, aus. Wenn Sie sich bereit fühlen, öffnen Sie die Augen und kehren Sie in Ihren normalen Bewusstseinszustand zurück.

Der Selbstmagnetismus ist eine kraftvolle und wertvolle Praxis, um Ihre magnetischen Fähigkeiten zu entwickeln und sich energetisch gesund zu erhalten. Wenn Sie regelmäßig üben, werden Sie an Selbstvertrauen und Erfahrung gewinnen, sodass Sie Ihren Klienten qualitativ hochwertige Magnetismus-Sitzungen anbieten können.

# Kapitel 14: Fortgeschrittene Techniken für erfahrene Magnetiseurinnen und Magnetiseuren

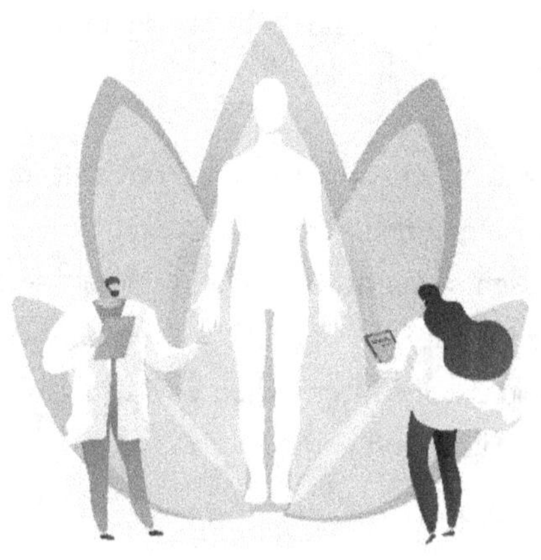

Nachdem Sie die Grundlagen des Magnetismus gemeistert und Ihr Energiebewusstsein entwickelt haben, ist es an der Zeit, fortgeschrittene Techniken zu erforschen, um Ihre Praxis zu vertiefen. Diese Techniken sind für erfahrene Magnetiseure gedacht, die ihr Spektrum an Fähigkeiten erweitern und ihren Klienten eine noch effektivere Behandlung anbieten möchten. Hier sind einige fortgeschrittene Techniken, die Sie in Ihre Praxis integrieren können:

# 1. Fernmagnetismus

Mit Fernmagnetismus können Sie an einer Person arbeiten, die sich an einem anderen Ort befindet, ohne dass Sie körperlichen Kontakt haben müssen. Um diese Technik zu praktizieren, müssen Sie sich auf die energetische Verbindung zwischen Ihnen und der betreffenden Person konzentrieren. Visualisieren Sie diese Person vor Ihrem geistigen Auge und bitten Sie sie mental um die Erlaubnis, ihr Energie zu senden. Senden Sie dann die heilende Energie durch diese Verbindung und konzentrieren Sie sich dabei auf die Körperbereiche, die sie benötigen. Wir werden in einem späteren Kapitel dieses Buches noch einmal auf den Fernmagnetismus zu sprechen kommen.

# 2. Arbeit an den subtilen Körpern

Neben dem physischen Körper haben wir mehrere feinstoffliche Körper, z. B. den Ätherkörper, den Astralkörper und den Mentalkörper. Diese Körper sind mit unseren Emotionen, Gedanken und spirituellen Erfahrungen verbunden. Als erfahrener Magnetiseur können Sie lernen, mit diesen feinstofflichen Körpern zu arbeiten, um eine ganzheitliche Heilung zu fördern. Beginnen Sie damit, diese feinstofflichen Körper mit Ihren Händen zu spüren und wahrzunehmen, und wenden Sie dann ähnliche Techniken wie beim physischen Körper an, um sie auszugleichen und zu harmonisieren.

# 3. Techniken zur emotionalen Befreiung

Ungelöste Emotionen können Energieblockaden und Ungleichgewichte verursachen. Als erfahrener Magnetiseur können Sie Techniken erlernen, mit denen Sie Ihren Klienten helfen können, diese Emotionen zu lösen und einen Zustand emotionaler Ausgeglichenheit zu erreichen. Eine dieser Techniken ist EFT (Emotional Freedom Technique), bei der bestimmte Akupressurpunkte beklopft werden, um blockierte Emotionen zu lösen. Sie können auch Atem- und Visualisierungstechniken anwenden, um Ihren Klienten zu helfen, unterdrückte Emotionen freizusetzen.

# 4. Integration von Meditation und Magnetismus

Meditation ist eine kraftvolle Praxis, um das Bewusstsein und die Konzentration zu entwickeln. Als erfahrener Magnetiseur können Sie Meditation in Ihre Sitzungen einbauen, um die Heilenergie zu stärken und Ihren Klienten zu helfen, in einen Zustand tiefer Entspannung zu gelangen. Führen Sie Ihre Klienten durch eine Meditation, die sich auf Atmung, Visualisierung oder Achtsamkeit konzentriert, und arbeiten Sie dann mithilfe magnetischer Techniken an den energetischen Ungleichgewichten, die während der Meditation festgestellt wurden.

# 5. Verwendung von Energiesymbolen und Mantras

Symbole und Mantras sind mächtige Werkzeuge, um heilende Energie zu kanalisieren und zu verstärken. Als erfahrener Magnetiseur können Sie lernen, bestimmte Symbole und Mantras zu verwenden, um Ihre magnetischen Praktiken zu verstärken. Machen Sie sich dazu mit den Symbolen und Mantras vertraut, die mit verschiedenen Energietraditionen wie Reiki, Qi Gong oder der ayurvedischen Medizin verbunden sind. Integrieren Sie diese Symbole und Mantras dann in Ihre Praxis, indem Sie sie visualisieren oder im Geiste rezitieren, während Sie an den Energieungleichgewichten Ihrer Klienten arbeiten.

In diesem Kapitel wurden fünf fortgeschrittene Techniken für erfahrene Magnetiseure vorgestellt: Fernmagnetismus, Arbeit mit feinstofflichen Körpern, Techniken zur emotionalen Befreiung, Integration von Meditation und Magnetismus sowie die Verwendung von energetischen Symbolen und Mantras. Wenn Sie diese Techniken beherrschen, können Sie Ihren Klienten eine tiefere und umfassendere Energiebehandlung anbieten. Denken Sie daran, dass Lernen ein kontinuierlicher Prozess ist und dass Sie unbedingt weiter lernen, üben und experimentieren müssen, um Ihre Fähigkeiten als Magnetiseur ständig zu verbessern.

# Kapitel 15: Die Bedeutung von Intuition und Zuhören bei der Ausübung des Magnetismus

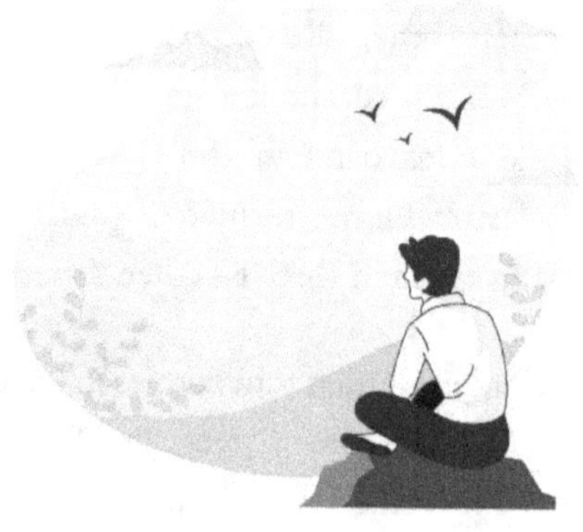

Intuition und Zuhören sind zwei wesentliche Elemente bei der Ausübung des Magnetismus. Als Magnetiseur ist es entscheidend, auf die Signale zu achten, die Sie von der Person, die Sie behandeln, erhalten, sowie auf Ihre eigene Intuition, um Ihren Heilungsprozess zu lenken. In diesem Kapitel befassen wir uns mit der Bedeutung von Intuition und Zuhören in der Praxis des Magnetismus und wie Sie diese entwickeln können.

## Intuition als Wegweiser

Intuition ist die kleine innere Stimme, die Sie führt, ohne dass Sie sich dessen voll bewusst sind. Als Magnetiseur ist Ihre Intuition ein wertvolles Werkzeug, um energetische Ungleichgewichte aufzuspüren, die Bedürfnisse der Person zu ermitteln und Ihre Vorgehensweise entsprechend anzupassen.

Um Ihre Intuition zu entwickeln, üben Sie sich in Meditation und Achtsamkeit. Nehmen Sie sich die Zeit, auf Ihre innere Stimme zu hören und achten Sie besonders auf die Eindrücke, die Sie während der magnetischen Sitzungen empfinden. Mit der Zeit werden Sie feststellen, dass Ihre Intuition immer genauer und zuverlässiger wird.

## Aktives Zuhören der Person

Zuhören ist ein grundlegender Aspekt der Kommunikation und des Verständnisses für die Bedürfnisse der Person, die Sie behandeln. Als Magnetiseur müssen Sie nicht nur auf das achten, was die Person Ihnen sagt, sondern auch auf das, was sie nicht sagt. Manchmal finden sich die wichtigsten Hinweise im Schweigen, Zögern und in nonverbalen Äußerungen.

Aktives Zuhören bedeutet, dass Sie im Gespräch voll präsent und engagiert sind, dass Sie Fragen stellen, um Ihr Verständnis zu vertiefen, und dass Sie das, was die Person gesagt hat, umformulieren, um sicherzustellen, dass Sie es richtig verstanden haben. Dieser einfühlsame Ansatz schafft eine Umgebung des Vertrauens und der Unterstützung, was für die Förderung der Heilung von entscheidender Bedeutung ist.

## Das Hören auf Ihre eigenen Gefühle

Neben dem Hören auf die Person und Ihre Intuition ist es wichtig, während einer magnetischen Sitzung auch auf Ihre eigenen Gefühle zu achten. Ihr Körper und Ihre Energie können Ihnen wertvolle Informationen über den energetischen Zustand der Person und über die Veränderungen, die während der Sitzung stattfinden, liefern.

Achten Sie auf die Empfindungen, die Sie in Ihren Händen und in Ihrem eigenen Körper spüren, sowie auf die Energieveränderungen, die Sie wahrnehmen. Notieren Sie sich, welche Bereiche sich dichter, kälter oder wärmer anfühlen, und passen Sie Ihre Vorgehensweise an diese Informationen an.

## Die Entwicklung von Intuition und Zuhören

Um Ihre Fähigkeiten in Bezug auf Intuition und Zuhören zu entwickeln, sollten Sie regelmäßig Meditation und Achtsamkeit praktizieren. Diese Techniken werden Ihnen helfen, Ihre Wahrnehmung zu schärfen und während der magnetischen Sitzungen präsenter und aufmerksamer zu sein.

Auch die Teilnahme an Workshops und Schulungen speziell zum Thema Magnetismus kann Ihnen helfen, diese Fähigkeiten zu stärken. Wenn Sie sich mit anderen Magnetiseuren austauschen und Ihre Erfahrungen weitergeben, können Sie außerdem besser verstehen, wie Ihre Intuition funktioniert, und neue Ansätze lernen, um besser zuzuhören.

Wie jede Fähigkeit erfordert auch die Entwicklung von Intuition und Zuhören Zeit und Geduld. Lassen Sie sich nicht entmutigen, wenn Sie nicht sofort beeindruckende Ergebnisse spüren. Der Schlüssel liegt darin, weiter zu üben und darauf zu achten, was Sie aus jeder Erfahrung lernen.

Im Laufe der Zeit werden Sie feststellen, dass sich Ihre Intuition und Ihr Zuhören verfeinern, sodass Sie effektivere und individuellere Magnetismus-Sitzungen anbieten können. Denken Sie daran, dass jeder Mensch einzigartig ist und sich Ihre Vorgehensweise dementsprechend anpassen muss.

## Die Rolle der Intuition und des Zuhörens für den beruflichen Erfolg

Als Magnetiseurin oder Magnetiseur spielen Intuition und Zuhören eine entscheidende Rolle für Ihren beruflichen Erfolg. Diese Fähigkeiten ermöglichen es Ihnen, die Bedürfnisse Ihrer Klienten zu verstehen und Ihre Vorgehensweise anzupassen, um die Heilung zu fördern. Je besser Sie zuhören und mit Ihrer Intuition im Einklang sind, desto besser können Sie den Menschen, die Sie behandeln, helfen.

Intuition und Zuhören sind wesentliche Fähigkeiten eines jeden Magnetiseurs. Sie helfen Ihnen, die Bedürfnisse der Person, die Sie behandeln, zu verstehen und Ihre Vorgehensweise entsprechend anzupassen. Wenn Sie regelmäßig Meditation und Achtsamkeit praktizieren und sich mit anderen Magnetiseuren austauschen, können Sie diese Fähigkeiten weiterentwickeln und noch effektivere und individuellere Magnetisierungssitzungen anbieten.

# Kapitel 16:
# Tiermagnetismus: Heilung für unsere vierbeinigen Freunde

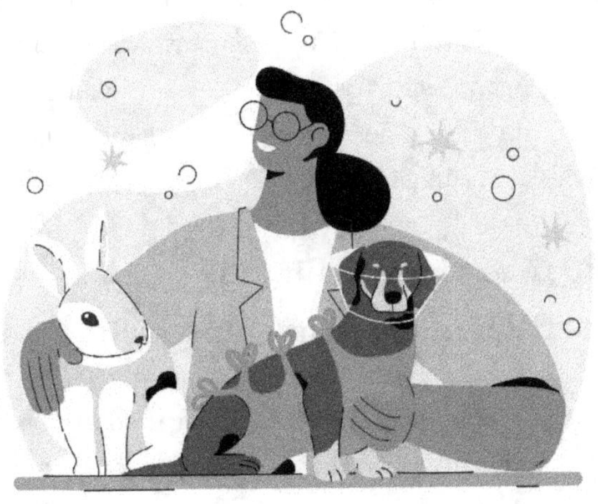

Unsere Haustiere sind ein wichtiger Teil unseres Lebens und unserer Familien. Daher ist es von entscheidender Bedeutung, dass wir uns um ihr Wohlbefinden und ihre Gesundheit kümmern. Der Tiermagnetismus ist ein ganzheitlicher Ansatz, der dabei helfen kann, die Beschwerden zu lindern, unter denen unsere vierbeinigen Freunde leiden, wie z. B. Schmerzen, Hautprobleme oder emotionale Störungen. In diesem Kapitel befassen wir uns damit, wie Sie Ihre Praxis des Magnetismus für die Behandlung von Tieren anpassen können.

## Unterschiede zwischen menschlichem und tierischem Magnetismus

Der Magnetismus bei Tieren unterscheidet sich in einigen Punkten von der Praxis bei Menschen. Tiere haben unterschiedliche Energiestrukturen, und ihre Empfindungen können je nach Tierart und Temperament variieren. Daher ist es entscheidend, sich vor Beginn einer Sitzung Zeit zu nehmen, um das Tier kennen zu lernen und eine Vertrauensbasis aufzubauen.

## Wie man ein Tier für eine magnetisierende Sitzung anspricht

Es ist wichtig, sich dem Tier ruhig und behutsam zu nähern. Sprechen Sie mit einer beruhigenden Stimme und lassen Sie das Tier sich an Ihre Anwesenheit gewöhnen. Es kann hilfreich sein, mit Streicheln oder Kratzen zu beginnen, um Körperkontakt herzustellen. Sobald das Tier entspannt ist, können Sie mit der magnetischen Sitzung beginnen, indem Sie Ihre Hände auf die Bereiche legen, in denen die Energie bearbeitet werden soll.

# Spezielle Arbeitsbereiche für Tiere

Genau wie bei Menschen haben auch Tiere Energiezentren, die Chakren genannt werden. Hier sind einige Schlüsselbereiche, an denen Sie arbeiten können:

- Kopf: zur Linderung von Kopfschmerzen, Augenproblemen oder Angststörungen.

- Hals und Rachen: Zur Beruhigung bei Atemproblemen oder Muskelverspannungen.

- Das Herz: zur Stärkung des Immunsystems und zur Förderung des emotionalen Gleichgewichts.

- Der Bauch: zur Behandlung von Verdauungsproblemen oder Bauchschmerzen.

Jedes Tier ist einzigartig, und es ist entscheidend, dass Sie Ihre Technik auf die Bedürfnisse des Tieres abstimmen. Katzen sind z. B. oft berührungsempfindlicher als Hunde, daher ist es entscheidend, bei einer Magnetisierungssitzung sanftere und leichtere Bewegungen zu verwenden. Ebenso kann es sein, dass größere Tiere wie Pferde einen größeren Druck benötigen, um die Wirkung des Magnetismus zu spüren.

## Beobachten und auf die Reaktionen des Tieres hören

Wenn Sie Tiermagnetismus praktizieren, ist es entscheidend, auf die Reaktionen des Tieres zu achten. Wenn es unbequem oder unruhig wirkt, passen Sie Ihre Technik an oder begeben Sie sich in einen anderen Bereich. Das Tier wird Ihnen nicht sagen können, was es fühlt, daher ist es wichtig, seinen Reaktionen genau zuzuhören, um Ihre Vorgehensweise entsprechend anzupassen.

Der Tiermagnetismus ist eine wertvolle Praxis, um unseren vierbeinigen Freunden zu helfen, sich besser zu fühlen und ihre Beschwerden zu lindern. Wenn Sie Ihre Magnetismus-Praxis an die besonderen Bedürfnisse jedes einzelnen Tieres anpassen und eine vertrauensvolle Beziehung zu ihnen aufbauen, können Sie ihr Wohlbefinden und ihre Gesundheit erheblich unterstützen. Vergessen Sie nicht, auf die Reaktionen des Tieres zu achten und während der gesamten Sitzung auf Ihre Intuition zu hören, um die besten Ergebnisse zu erzielen. Der Tiermagnetismus ist eine bereichernde Fähigkeit, die die Bindung zwischen Ihnen und Ihren Haustieren stärken und gleichzeitig ihre Lebensqualität verbessern kann. Zögern Sie also nicht, es auszuprobieren!

# Kapitel 17: Subtile Energien und ihre Anwendung im Magnetismus

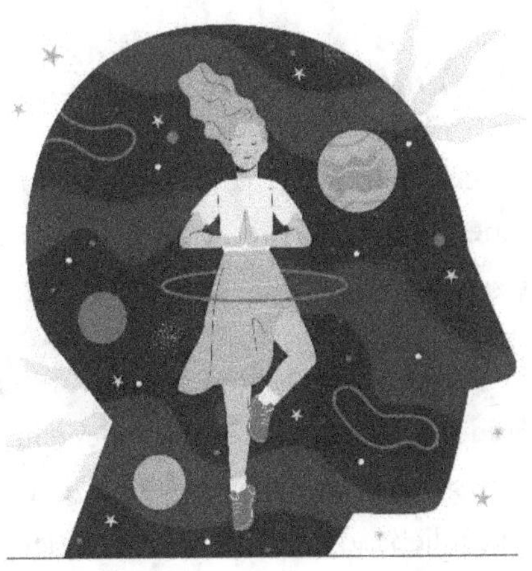

Subtile Energien sind unsichtbare Kräfte, die unser tägliches Leben beeinflussen. Sie sind im Universum allgegenwärtig und interagieren mit unserem Körper, unserem Geist und unseren Emotionen. In diesem Kapitel erkunden wir die verschiedenen Formen subtiler Energien und wie man sie in der Praxis des Magnetismus anwendet.

### Prana oder Chi

Prana, auch bekannt als Chi oder Qi, ist die Lebensenergie, die durch unseren Körper fließt. In der Praxis des Magnetismus kann Prana dazu verwendet werden, den

Energiefluss des Patienten zu verstärken und so die Heilung zu fördern.

Konkretes Beispiel: Bei einer magnetischen Sitzung kann der Praktiker das Prana visualisieren, das durch die Atmung in seinen Körper einströmt, und diese Energie dann in seine Hände leiten, um sie an den Patienten weiterzugeben.

### Kosmische und tellurische Energien

Diese Energien stammen jeweils aus dem Kosmos und der Erde. Sie können verwendet werden, um das Energiefeld des Patienten auszugleichen und zu harmonisieren.

Konkretes Beispiel: Der Magnetiseur kann sich mit diesen Energien verbinden, indem er meditiert oder eine Verbindung zwischen der Erde, dem Patienten und dem Universum visualisiert. Anschließend kann er diese Energien kanalisieren, um die Energiezentren des Patienten auszugleichen.

### Emotionale Energien

Emotionen haben einen großen Einfluss auf unseren energetischen Zustand. Negative emotionale Energien wie Wut, Angst oder Traurigkeit können Blockaden in unserem Energiefeld verursachen.

Konkretes Beispiel: Indem der Magnetiseur diese emotionalen Blockaden aufspürt und löst, kann er dem Patienten helfen, sein energetisches und emotionales Gleichgewicht wiederzufinden.

## *Spirituelle Energien*

Diese Energien stehen mit unserer Verbindung zu unserem höheren Wesen, unserer Seele oder unserer göttlichen Essenz in Verbindung. Spirituelle Energien können bei der Heilung und der persönlichen Entwicklung helfen.

Konkretes Beispiel: Der Magnetiseur kann diese Energien heraufbeschwören, indem er sich mit seiner eigenen Spiritualität verbindet und Geistführer, Engel oder Lichtwesen um Hilfe bittet, um die Heilung des Patienten zu unterstützen.

## *Die Energien der Kristalle*

Kristalle sind mächtige Werkzeuge, um mit subtilen Energien zu arbeiten. Jeder Kristall hat einzigartige energetische Eigenschaften, die genutzt werden können, um das Energiefeld des Patienten auszugleichen und zu harmonisieren.

Konkretes Beispiel: Der Magnetiseur kann bestimmte Kristalle zur Unterstützung der Behandlung auswählen, indem er sie während der Magnetisierungssitzung um den Patienten legt oder in den Händen hält.

Die Arbeit mit subtilen Energien in der Praxis des Magnetismus bietet unendlich viele Möglichkeiten, um Heilung und Wohlbefinden zu fördern. Indem sie diese verschiedenen Formen von Energien verstehen und beherrschen, können Magnetiseurinnen und Magnetiseure

ihre Fähigkeiten verbessern und zusätzliche Leistungen
anbieten.

# Kapitel 18: Ihren Stil finden und Ihre eigene Methode entwickeln

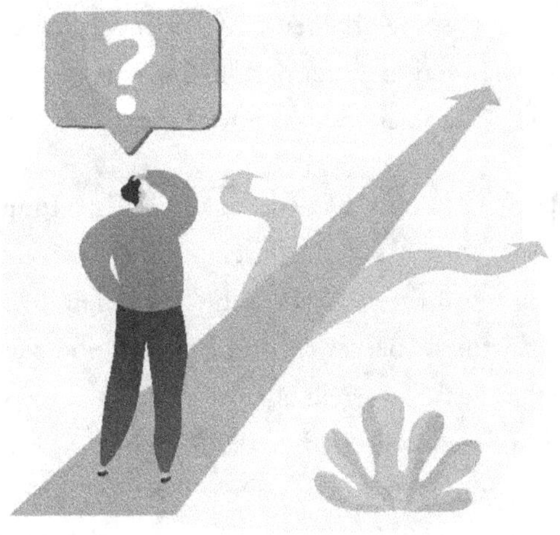

In der Welt des Magnetismus gibt es keine einzige, universelle Methode, die für jeden funktioniert. Jeder Praktiker ist einzigartig, mit seinen eigenen Talenten, Intuitionen und Erfahrungen. Es ist von entscheidender Bedeutung, dass Sie Ihren eigenen Stil und Ihre eigene Methode entwickeln, um ein effektiver und authentischer Magnetiseur zu werden. In diesem Kapitel geben wir Ihnen Tipps, wie Sie Ihren eigenen Stil finden und Ihre eigene Arbeitsmethode entwickeln können.

Zunächst einmal ist es wichtig, verschiedene Techniken und Ansätze des Magnetismus zu erforschen, um herauszufinden, welche für Sie am besten geeignet sind. Es kann sein, dass Sie sich mit einigen Techniken wohler fühlen, während andere vielleicht nicht zu Ihnen passen. Experimentieren Sie ruhig und passen Sie die Techniken, die Sie erlernt haben, an Ihre eigene Intuition und Ihr Gefühl an. Manche Magnetiseure arbeiten z. B. lieber mit feinstofflichen Energien, während andere sich mehr auf die Arbeit mit Chakren oder Meridianen konzentrieren.

Zweitens ist es entscheidend, dass Sie Ihre Intuition und Ihr Zuhören entwickeln. Dadurch können Sie eine tiefere Verbindung zu Ihren Patienten herstellen und deren Energiebedürfnisse besser verstehen. Intuition können Sie entwickeln, indem Sie regelmäßig meditieren, Ihren Gefühlen vertrauen und den Botschaften, die Sie erhalten, aufmerksam zuhören. Beispielsweise könnten Sie ein warmes oder kaltes Gefühl in Ihren Händen spüren, wenn sie sich in der Nähe eines energetischen Ungleichgewichts bei Ihrem Patienten befinden. Wenn Sie Ihre Intuition entwickeln, können Sie Ihre Methode verfeinern und Ihre Behandlungen auf die spezifischen Bedürfnisse jedes einzelnen Patienten abstimmen.

Drittens ist es von entscheidender Bedeutung, dass Sie eine authentische Verbindung zu Ihren Patienten aufbauen. Die Beziehung zwischen dem Magnetiseur und dem Patienten ist grundlegend für die Förderung der Heilung. Ein einfühlsamer, wohlwollender und beruhigender Magnetiseur kann dem Patienten helfen, sich zu entspannen und empfänglicher für die Behandlung zu sein. Sie können diese Eigenschaft entwickeln, indem Sie präsent sind, zuhören und offen mit Ihren Patienten kommunizieren. Beispielsweise könnten Sie ihnen den Heilungsprozess erklären, sie fragen, wie sie sich während der Sitzung fühlen, und sie ermutigen, ihre Gefühle auszudrücken.

Viertens: Zögern Sie nicht, andere Techniken oder Werkzeuge in Ihre magnetischen Praktiken zu integrieren. Sie können Kristalle, ätherische Öle, therapeutische Musik oder andere energetische Ansätze verwenden, um Ihre Sitzungen zu bereichern und die Ergebnisse zu optimieren. Beispielsweise könnten Sie spezielle Kristalle verwenden, um die Heilungsenergie zu verstärken, ätherische Öle anwenden, um Entspannung und Erholung zu fördern, oder therapeutische Musik abspielen, um eine heilungsfördernde Umgebung zu schaffen. Indem Sie diese Elemente einbeziehen, gestalten Sie Ihre Methode noch individueller und bieten Ihren Patienten ein einzigartiges Heilungserlebnis.

Schließlich ist es wichtig, dass Sie als Magnetiseur weiter lernen und sich weiterentwickeln. Nehmen Sie an Workshops teil, lesen Sie Bücher, tauschen Sie sich mit anderen Praktikern aus und halten Sie sich über neue Forschungen und Entdeckungen im Bereich des Magnetismus auf dem Laufenden. Indem Sie Ihr Wissen erweitern und Ihre Fähigkeiten verbessern, können Sie Ihre Methode verfeinern und ein noch effektiverer und vielseitigerer Magnetiseur werden.

Ihren Stil zu finden und Ihre eigene Methode als Magnetiseur zu entwickeln, ist ein kontinuierlicher Prozess des Erforschens, Lernens und Anpassens. Indem Sie mit verschiedenen Techniken experimentieren, Ihre Intuition entwickeln, eine authentische Beziehung zu Ihren Patienten aufbauen, andere Werkzeuge integrieren und sich weiterbilden, können Sie eine einzigartige und persönliche Methode entwickeln, die es Ihnen ermöglicht, als praktizierender Magnetiker zu wachsen und Ihren Patienten die bestmögliche Unterstützung zukommen zu lassen.

# Kapitel 19: Fernmagnetismus: Techniken und Tipps

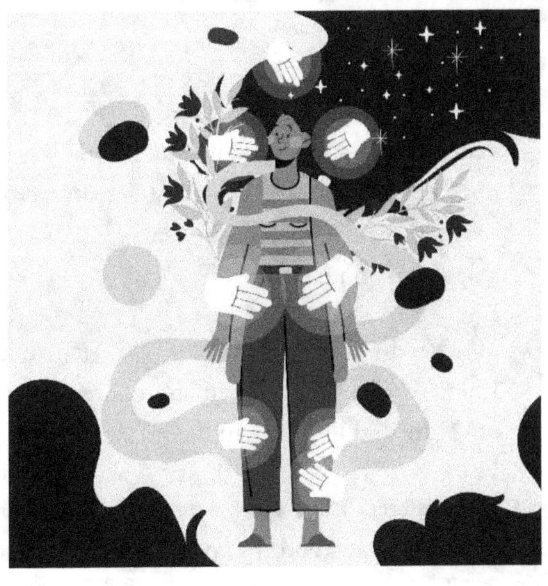

Fernmagnetismus, auch bekannt als energetische Fernheilung, ist eine Behandlungsmethode, bei der der Magnetiseur an einem Patienten arbeiten kann, der nicht physisch anwesend ist. Diese Methode kann für diejenigen, die nicht zu einem persönlichen Termin kommen können, oder für diejenigen, die in abgelegenen Gebieten leben, sehr hilfreich sein. In diesem Kapitel erkunden wir Techniken und Tipps, um Magnetismus effektiv aus der Ferne zu praktizieren.

# Wie man sich auf eine Fernmagnetisierungssitzung vorbereitet

Bevor Sie mit einer magnetischen Fernsitzung beginnen, ist es wichtig, dass Sie sich mental und emotional vorbereiten. Hier sind einige Tipps, die Ihnen bei der Vorbereitung helfen können:

- Schaffen Sie einen ruhigen und friedlichen Raum, in dem Sie sich auf die Sitzung konzentrieren können. Sorgen Sie dafür, dass Sie nicht gestört werden und schalten Sie alle elektronischen Geräte aus, die Sie ablenken könnten.

- Meditieren oder beten Sie, um sich mit Ihrer Energiequelle zu verbinden und während der Sitzung um Hilfe und Führung zu bitten.

- Visualisieren Sie eine energetische Verbindung zwischen Ihnen und Ihrem Patienten, auch wenn Sie durch eine große Entfernung voneinander getrennt sind. Stellen Sie sich vor, dass die Energie zwischen Ihnen beiden frei fließt.

## Techniken des Fernmagnetismus

Hier sind einige gängige Techniken des Fernmagnetismus, die Sie bei der Arbeit mit Ihren Patienten anwenden können :

**a. Visualisierung**: Die Visualisierung ist eine starke Technik für den Fernmagnetismus. Stellen Sie sich den Patienten vor sich vor, als wäre er körperlich anwesend. Dann visualisieren Sie die energetischen Hände, die Heilenergie in die Bereiche senden, in denen der Patient eine Behandlung benötigt.

**b. Verwendung einer Unterlage**: Manche Magnetiseure verwenden eine Unterlage, wie ein Foto oder eine symbolische Darstellung des Patienten (z. B. eine Puppe, eine Zeichnung oder ein Objekt), um die Energieverbindung zu erleichtern. Legen Sie Ihre Hände auf die Unterlage und senden Sie die heilende Energie aus, als würden Sie den Patienten persönlich behandeln.

**c. Anrufung**: Bei der Anrufung werden Geistwesen, Führer oder Engel um Hilfe gebeten, um bei der magnetischen Fernsitzung anwesend zu sein. Formulieren Sie eine klare Absicht und bitten Sie um ihre Unterstützung, um dem Patienten heilende Energie zu senden.

## Tipps für Fernmagnetismus

- Kommunizieren Sie mit Ihrem Patienten vor und nach der Sitzung: Es ist wichtig, vor und nach der fernmagnetischen Sitzung mit Ihrem Patienten über Erwartungen, Ziele und Gefühle zu sprechen. Dadurch wird eine Vertrauensbasis geschaffen und sichergestellt, dass sich der Patient während des gesamten Prozesses wohl und unterstützt fühlt.

- Hören Sie auf Ihre Intuition: Bei einer magnetischen Fernsitzung ist Ihre Intuition ein wertvoller Ratgeber, der Ihnen hilft, Energieblockaden aufzuspüren und die besten Techniken zu bestimmen. Vertrauen Sie auf Ihr Gefühl und passen Sie sich entsprechend an.

- Bleiben Sie konzentriert und präsent : Fernmagnetismus erfordert anhaltende Konzentration, um eine stabile Energieverbindung mit dem Patienten aufrechtzuerhalten. Versuchen Sie, bei der aktuellen Aufgabe aufmerksam zu bleiben und vermeiden Sie es, Ihre Gedanken abschweifen zu lassen.

- Verwenden Sie energetische Schutztechniken: Wenn Sie mit Fernenergie arbeiten, ist es wichtig, dass Sie sich vor negativen Energien oder unerwünschten Einflüssen schützen. Verwenden Sie energetische Schutztechniken, wie z. B. die Visualisierung eines Lichtschildes um Sie herum, um sicherzustellen, dass Ihre Energie rein und konzentriert bleibt.

- Beweisen Sie Geduld und Ausdauer: Es kann einige Zeit dauern, bis Sie den Fernmagnetismus beherrschen und Ergebnisse sehen. Lassen Sie sich nicht entmutigen, wenn die ersten Sitzungen nicht so effektiv sind, wie Sie es sich wünschen. Üben Sie einfach weiter und verfeinern Sie Ihre Fähigkeiten, und die Ergebnisse werden folgen.

Fernmagnetismus ist eine starke Behandlungsmethode, die Patienten, die nicht persönlich behandelt werden können, erhebliche Vorteile bieten kann. Wenn Sie die in diesem Kapitel vorgestellten Tipps und Techniken befolgen, können Sie Ihre Fähigkeiten im Fernmagnetismus ausbauen und denjenigen, die sie benötigen, eine wirksame Energiebehandlung anbieten, egal wie weit Sie voneinander entfernt sind.

# Teil III: Im Magnetismus weiterkommen

# Kapitel 20: Magnetismus und Schulmedizin: Komplementarität und Grenzen

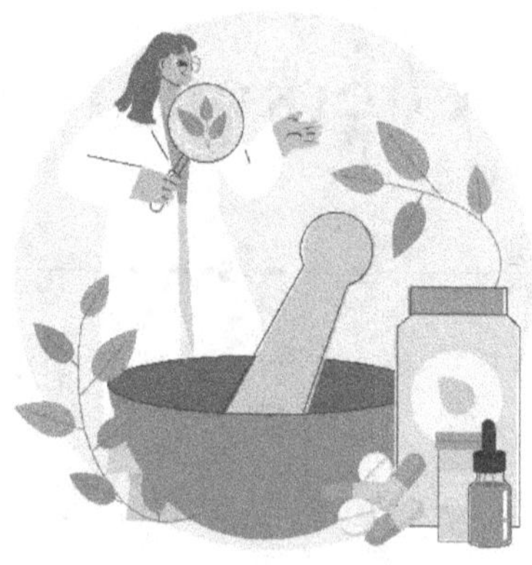

Magnetismus ist eine uralte Praxis, die darauf abzielt, die Energien des Körpers ins Gleichgewicht zu bringen, um Heilung und Wohlbefinden zu fördern. Obwohl er oft als Alternative zur traditionellen Medizin angesehen wird, ist es wichtig zu betonen, dass er ergänzend und nicht ausschließlich eingesetzt werden kann. In diesem Kapitel werden wir untersuchen, wie sich Magnetismus und traditionelle Medizin ergänzen und wo die Grenzen der einzelnen Ansätze liegen.

# 1. Komplementarität zwischen Magnetismus und Schulmedizin

Magnetismus kann aus mehreren Gründen eine hervorragende Ergänzung zur Schulmedizin sein:

## Holistischer Ansatz

Der Magnetismus berücksichtigt die gesamte Person, einschließlich der körperlichen, emotionalen, mentalen und spirituellen Aspekte. Die traditionelle Medizin konzentriert sich hauptsächlich auf körperliche Symptome, während der Magnetismus die zugrunde liegenden Probleme behandelt, die die Symptome verursachen können.

## Emotionale Unterstützung

Magnetismus kann helfen, Stress und Angstzustände zu lindern, was für Patienten, die schwierige Zeiten durchmachen, wie z. B. eine schwerwiegende Diagnose oder eine schwere medizinische Behandlung, von Vorteil sein kann. Er kann auch das Selbstvertrauen stärken und eine positive Geisteshaltung fördern, was für die Heilung von Vorteil sein kann.

## Reduzierung von Nebenwirkungen

Magnetismus kann helfen, die unerwünschten Nebenwirkungen bestimmter medizinischer Behandlungen wie Chemotherapie oder Strahlentherapie zu lindern. Durch die Verringerung der Nebenwirkungen können Patienten die Behandlungen besser vertragen und sich während des gesamten Heilungsprozesses wohler fühlen.

### *Verbesserung der Lebensqualität*

Magnetismus kann dazu beitragen, die Lebensqualität von Patienten zu verbessern, indem er Schmerzen lindert, die Energie steigert und einen erholsamen Schlaf fördert. Dies kann dazu beitragen, dass sich Patienten besser fühlen und besser mit ihren gesundheitlichen Problemen umgehen können.

## 2. Grenzen des Magnetismus

Obwohl der Magnetismus als Ergänzung zur Schulmedizin viele Vorteile bieten kann, ist es wichtig, seine Grenzen zu kennen.

Magnetismus ist kein Ersatz für eine genaue medizinische Diagnose durch einen Angehörigen der Gesundheitsberufe. Magnetiseure sind nicht dafür ausgebildet, medizinische Zustände zu diagnostizieren, und sollten nicht als Ersatz für Ärzte verwendet werden.

Magnetismus sollte nicht als alleinige Behandlung für schwere Krankheiten wie Krebs oder Herzerkrankungen angesehen werden. Er kann als Ergänzung zu herkömmlichen medizinischen Behandlungen eingesetzt werden, sollte aber nicht als Ersatz verwendet werden.

Es kann einige Zeit dauern, bis Magnetismus Ergebnisse zeigt, und er ist möglicherweise nicht für Situationen geeignet, in denen eine schnelle Behandlung erforderlich ist, wie z. B. bei einem medizinischen Notfall.

## 3. Grenzen der traditionellen Medizin

Die Schulmedizin bietet viele Vorteile, aber sie hat auch einige Einschränkungen, die durch Magnetismus überwunden werden können:

- **Nebenwirkungen**: Medikamente und medizinische Behandlungen können unerwünschte Nebenwirkungen verursachen. Magnetismus kann helfen, diese Nebenwirkungen zu verringern und die Toleranz gegenüber medizinischen Behandlungen zu verbessern.

- **Symptomatischer Ansatz**: Die traditionelle Medizin konzentriert sich häufig auf die Behandlung von Symptomen und nicht auf die zugrunde liegenden Ursachen von Gesundheitsproblemen. Der Magnetismus kann dabei helfen, diese zugrunde liegenden Ursachen anzugehen und eine tiefere und nachhaltigere Heilung zu fördern.

- **Vernachlässigung emotionaler und spirdilueller Aspekte** : Die traditionelle Medizin kann manchmal die emotionalen und spirituellen Aspekte der Gesundheit vernachlässigen. Der Magnetismus kann helfen, diese Lücke zu schließen, indem er neben der körperlichen Behandlung auch emotionale und spirituelle Unterstützung bietet.

Magnetismus und traditionelle Medizin können sich gegenseitig ergänzen, um einen ganzheitlichen Ansatz für Gesundheit und Wohlbefinden zu bieten. Es ist wichtig, die Grenzen jedes Ansatzes zu erkennen und mit medizinischen Fachleuten zusammenzuarbeiten, um einen Behandlungsplan zu erstellen, der für jeden Einzelnen am besten geeignet ist. Magnetismus sollte die traditionelle Medizin nicht ersetzen, sondern vielmehr als zusätzliches Werkzeug eingesetzt werden, um die Heilung zu fördern und die Lebensqualität zu verbessern.

# Kapitel 21: Die Ethik des Magnetiseurs: Ethik und Verantwortung

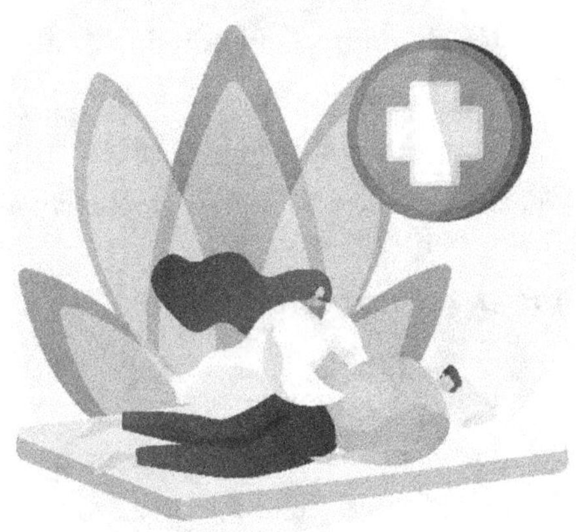

Als Magnetiseur ist es von entscheidender Bedeutung, dass Sie sich an einen Berufsethos halten und in Ihrer Praxis einen ethischen Ansatz verfolgen. In diesem Kapitel werden die wichtigsten Grundsätze der Berufsethik des Magnetiseurs sowie die Bedeutung der persönlichen und beruflichen Verantwortung behandelt.

### Vertraulichkeit respektieren

Die Wahrung der Vertraulichkeit ist in jeder therapeutischen Beziehung von größter Bedeutung. Sie müssen die persönlichen Daten Ihrer Klienten schützen und dürfen sie nur mit deren ausdrücklicher Zustimmung weitergeben. Es ist unerlässlich, dass Sie die Unterlagen Ihrer Klienten an einem sicheren Ort aufbewahren und die Datenschutzgesetze einhalten.

### *Wohlwollen und Nicht-Schaden*

Das Prinzip des Wohlwollens besagt, dass Sie stets im Interesse Ihrer Klienten handeln und ihnen die bestmögliche Unterstützung zukommen lassen sollten. Nicht-Schaden bedeutet, dass Sie es vermeiden sollten, Ihren Klienten körperlichen, emotionalen oder geistigen Schaden zuzufügen.

### *Achtung der Autonomie*

Die Achtung der Autonomie bedeutet, dass Sie das Recht Ihrer Klientinnen und Klienten anerkennen, ihre eigenen Entscheidungen über ihre Behandlung zu treffen. Sie müssen sie klar und transparent über die verschiedenen Behandlungsmöglichkeiten informieren und ihre Entscheidungen respektieren, auch wenn Sie nicht mit ihnen übereinstimmen.

### *Informierte Zustimmung*

Das Einholen einer informierten Einwilligung von Ihren Klienten ist vor Beginn einer Behandlung unerlässlich. Sie müssen ihnen die Techniken, die Sie anwenden werden, den potenziellen Nutzen, die Risiken und die Alternativen ausführlich erklären. Die Einwilligung muss freiwillig erfolgen und kann jederzeit zurückgezogen werden.

### Berufliche Kompetenz

Als Magnetiseur müssen Sie Ihre berufliche Kompetenz aufrechterhalten und ständig verbessern, indem Sie an Schulungen teilnehmen, Workshops besuchen und sich über die neuesten Forschungen auf dem Gebiet des Magnetismus auf dem Laufenden halten. Sie sollten nur in den Bereichen praktizieren, in denen Sie eine entsprechende Ausbildung und Fachkenntnisse erworben haben.

### Zusammenarbeit mit anderen Gesundheitsfachkräften

Magnetismus sollte nicht als Ersatz für die Schulmedizin betrachtet werden, sondern als Ergänzung. Sie sollten Ihre Klienten ermutigen, bei Bedarf andere Gesundheitsfachleute zu konsultieren, und bereit sein, mit ihnen zusammenzuarbeiten, um einen ganzheitlichen Ansatz für die Gesundheit zu bieten.

### Erkennen Sie die Grenzen Ihrer Praxis

Es ist entscheidend, dass Sie die Grenzen Ihrer Praxis kennen und die Fähigkeiten, für die Sie ausgebildet wurden, nicht überschreiten. Wenn ein Klient Probleme hat, die über Ihre Fähigkeiten hinausgehen, sollten Sie ihn an eine qualifizierte Fachkraft verweisen.

### Ehrlichkeit und Integrität

Sie müssen gegenüber Ihren Klienten und sich selbst ehrlich sein, was Ihre Fähigkeiten, Ihre Erfolge und Ihre Misserfolge betrifft. Machen Sie keine unrealistischen Versprechungen hinsichtlich der Ergebnisse, die Sie erzielen können, und seien Sie transparent über die Grenzen des Magnetismus.

### Ethische Preisgestaltung

Setzen Sie angemessene Preise für Ihre Dienstleistungen fest und machen Sie die Kosten von Anfang an transparent. Sie können auch in Erwägung ziehen, ermäßigte Preise oder kostenlose Sitzungen für Bedürftige anzubieten, um Ihre Dienstleistungen für alle zugänglich zu machen und sich anfangs bekannt zu machen.

### Sich um sich selbst kümmern

Als Magnetiseur müssen Sie sich um Ihr eigenes körperliches, emotionales und spirituelles Wohlbefinden kümmern, um Ihren Klienten die bestmögliche Unterstützung bieten zu können. Wenden Sie Selbsthilfepraktiken wie Meditation, körperliche Betätigung und eine gesunde Ernährung an, um Ihre Energie und Konzentration zu erhalten.

Die Berufsethik des Magnetiseurs ist eine Reihe von ethischen Grundsätzen und beruflichen Verantwortlichkeiten, die Sie während Ihrer gesamten Praxis leiten werden. Wenn

Sie sich an diese Grundsätze halten, schaffen Sie ein sicheres und wohlwollendes Umfeld für Ihre Klienten und stärken gleichzeitig die Glaubwürdigkeit und den Ruf des Magnetismus als komplementäre Heilpraxis. Wenn Sie einen ethischen und verantwortungsvollen Ansatz verfolgen, können Sie eine vertrauensvolle Beziehung zu Ihren Klienten aufbauen und zu ihrem allgemeinen Wohlbefinden beitragen.

# Kapitel 23: Fallbeispiele aus der Praxis: Erfahrungsberichte und erfolgreiche Erfahrungen

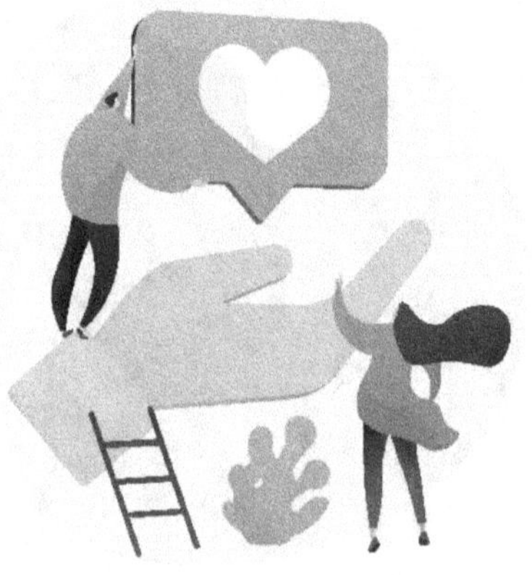

In diesem Kapitel teilen wir Erfahrungsberichte und erfolgreiche Erlebnisse von Magnetiseuren und Menschen, die von ihrer Behandlung profitiert haben. Diese Geschichten zeigen die Vielfalt der Probleme, die mit Magnetismus behandelt werden können, und beleuchten die positiven Ergebnisse, die durch diese Praxis erzielt wurden.

### *Erfahrungsbericht von Anne, 38: Linderung von Migräneanfällen*

Anne litt seit mehreren Jahren unter chronischen Migräneanfällen, ohne eine wirksame Lösung zu finden, um ihre Beschwerden zu lindern. Auf Empfehlung einer Freundin ging sie zu einem Magnetiseur. Nach einigen Sitzungen stellte Anne eine deutliche Verbesserung fest: Ihre Migräneanfälle traten seltener auf und waren weniger intensiv. Heute geht sie weiterhin regelmäßig zu ihrem Magnetiseur, um dieses Gleichgewicht zu erhalten und Anfällen vorzubeugen.

### *Erfahrungsbericht von Marc, 50: Die Heilung einer Sehnenscheidenentzündung*

Marc, ein Hobbysportler, litt unter einer hartnäckigen Sehnenscheidenentzündung am Ellenbogen. Trotz der medikamentösen Behandlung und der Physiotherapie ließen die Schmerzen nicht nach. Ein Freund empfahl ihm, einen Magnetiseur aufzusuchen. Nach drei Sitzungen mit Magnetismus ließen die Schmerzen allmählich nach, sodass Marc seine sportlichen Aktivitäten ohne Beschwerden wieder aufnehmen konnte.

### *Erfahrungsbericht von Lucie, 27: Linderung von Stress und Ängsten*

Lucie befand sich aufgrund beruflicher Probleme in einer Phase starken Stresses und Angstzustands. Sie hatte Schwierigkeiten zu schlafen und litt unter Panikattacken. Auf den Rat einer Kollegin hin vereinbarte sie einen Termin bei einem Magnetiseur. Schon nach der ersten Sitzung spürte Lucie eine tiefe Beruhigung und eine allgemeine Entspannung. Sie setzte die Sitzungen mehrere Wochen lang fort und stellte fest, dass sich ihr emotionaler Zustand und ihr Schlaf erheblich verbesserten.

### *Erfahrungsbericht von Pierre, 60: Die Heilung einer Wunde*

Peter hatte eine Wunde, die trotz medizinischer Versorgung und Antibiotikabehandlung nur langsam heilte. Sein Arzt schlug ihm vor, zusätzlich zur traditionellen Behandlung einen Magnetiseur aufzusuchen. Peter vereinbarte daraufhin einen Termin mit einem Magnetiseur, der seine Wunde in mehreren Sitzungen bearbeitete. Die Wundheilung beschleunigte sich und die Wunde schloss sich schließlich vollständig.

### *Erfahrungsbericht von Sophie, 42: Die Verbesserung der mit Fibromyalgie verbundenen Symptome*

Sophie leidet an Fibromyalgie, einer chronischen Krankheit, die diffuse Schmerzen und starke Müdigkeit verursacht. Sie suchte nach einer Alternative, um ihre Symptome zu lindern, und beschloss, einen Magnetiseur aufzusuchen. Dank mehrerer Sitzungen mit Magnetismus stellte Sophie eine Verbesserung ihrer Lebensqualität fest: Ihre Schmerzen ließen nach und ihre Müdigkeit war besser zu bewältigen. Sie besucht ihren Magnetiseur weiterhin regelmäßig, um diese Ergebnisse zu erhalten und gelassener mit ihrer Krankheit zu leben.

Diese Erfahrungsberichte zeigen, wie vielfältig die Situationen sind, in denen Magnetismus von Nutzen sein kann. Natürlich ist jeder Fall einzigartig und die Ergebnisse können von Person zu Person unterschiedlich ausfallen. Dennoch zeigen diese erfolgreichen Erfahrungen das Potenzial des Magnetismus, die Gesundheit und das Wohlbefinden derjenigen zu verbessern, die ihn anwenden.

Es ist wichtig, daran zu erinnern, dass der Magnetismus die traditionelle Medizin nicht ersetzen, sondern vielmehr ergänzend wirken soll, um die Ergebnisse zu optimieren und die Lebensqualität der Patienten zu verbessern. Seriöse Magnetiseurinnen und Magnetiseure arbeiten eng mit medizinischen Fachkräften zusammen und respektieren die Grenzen ihrer Praxis.

Die in diesem Kapitel vorgestellten Fallbeispiele unterstreichen die Wirksamkeit des Magnetismus in verschiedenen Situationen und bestätigen die Relevanz dieses ergänzenden Therapieansatzes. Diese Erfahrungsberichte sind eine Inspirationsquelle für Magnetiseurinnen und Magnetiseure in Ausbildung und für alle, die die Vorteile des Magnetismus für ihre eigene Gesundheit oder die ihrer Angehörigen entdecken möchten.

# Kapitel 24: Hindernisse und Herausforderungen auf dem Weg zum Magnetiseur

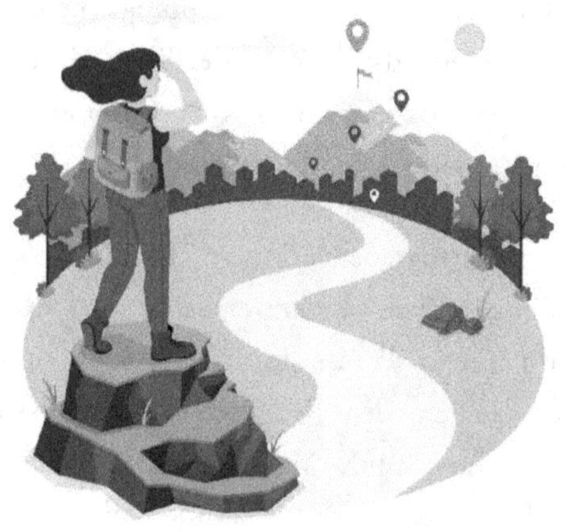

Der Weg eines Magnetiseurs kann mit Hindernissen und Herausforderungen gepflastert sein. Als Praktiker ist es entscheidend, sich dieser Hindernisse bewusst zu sein, um sie zu überwinden und so erfolgreich eine solide und angesehene Praxis aufzubauen.

1. **Den eigenen Weg finden**: Am Anfang kann es für einen Magnetiseur schwierig sein, seinen Stil und seine Arbeitsmethode zu finden. Jeder Praktiker ist einzigartig, und es braucht Zeit und Erfahrung, um seine Praxis zu verfeinern und sie authentisch zu

machen. Es ist wichtig, geduldig zu sein und sich die Möglichkeit zu geben, verschiedene Techniken zu erforschen, um die für Sie am besten geeignete zu finden.

2.  **Ausbildung und Zertifizierung**: Obwohl für den Magnetismus kein spezieller Abschluss erforderlich ist, ist es wichtig, sich weiterzubilden und zu zertifizieren, um an Glaubwürdigkeit und Kompetenz zu gewinnen. Eine passende und qualitativ hochwertige Ausbildung zu finden, kann eine Herausforderung an sich sein. Darüber hinaus kann eine Zertifizierung eine nicht zu unterschätzende finanzielle und zeitliche Investition darstellen.

3.  **Unkenntnis der Öffentlichkeit**: Da der Magnetismus noch wenig bekannt ist und manchmal falsch verstanden wird, ist es üblich, auf skeptische oder ablehnende Menschen zu treffen. Es ist wichtig, eine pädagogische Haltung einzunehmen, um die Praxis und ihre Vorteile zu erklären und so Vorurteile und Zweifel zu zerstreuen.

4.  **Zusammenarbeit mit der Ärzteschaft**: Obwohl der Magnetismus eine ergänzende Praxis zur Schulmedizin ist, können einige Angehörige des Gesundheitswesens Vorbehalte gegen die Zusammenarbeit mit Magnetiseuren haben. Ein offener und respektvoller Dialog mit Ärzten und

anderen Heilpraktikern ist von entscheidender Bedeutung, um eine harmonische und effektive Zusammenarbeit zum Wohle der Patienten zu fördern.

5. **Umgang mit Kundenerwartungen**: Klienten können manchmal unrealistische Erwartungen an die Ergebnisse des Magnetismus haben. Es ist wichtig, klar und ehrlich zu kommunizieren, was der Magnetismus erreichen kann und was nicht, und die Erwartungen entsprechend anzupassen.

6. **Aufrechterhaltung des energetischen Gleichgewichts**: Als Magnetiseur ist es von entscheidender Bedeutung, auf das eigene energetische Wohlbefinden zu achten, um zu verhindern, dass man sich erschöpft oder von negativen Energien überflutet wird. Das bedeutet, Selbstheilungs- und Verankerungspraktiken einzuführen und regelmäßig neue Energie zu tanken.

7. **Ethische und deontologische Grenzen**: Ein Magnetiseur muss sich seiner ethischen und deontologischen Verantwortung bewusst sein. Er muss stets die persönlichen Grenzen seiner Klienten respektieren, wohlwollend handeln und darf niemals Heilung oder unhaltbare Ergebnisse versprechen.

Der Weg eines Magnetiseurs bringt verschiedene Herausforderungen und Hindernisse mit sich, die es zu erkennen und zu überwinden gilt. Wenn ein Magnetiseur sich dieser Herausforderungen bewusst ist und mit Beharrlichkeit, Professionalität und Ethik handelt, kann er eine solide und angesehene Praxis aufbauen, die seinen Klienten Wohlbefinden und Linderung verschafft.

# Kapitel 25: Die Rolle des Magnetiseurs in der Gesellschaft und die Entwicklung des Berufsstandes

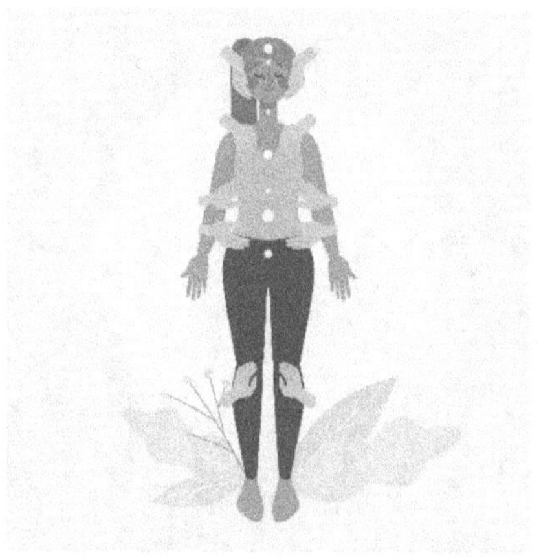

Der Magnetiseur arbeitet häufig mit anderen Heilberuflern wie Ärzten, Heilpraktikern und Chiropraktikern zusammen, um einen ganzheitlichen Ansatz für Gesundheit und Wohlbefinden zu bieten. Als komplementärer Heilpraktiker bringt der Magnetiseur eine energetische Dimension in den Heilungsprozess ein und arbeitet in Synergie mit anderen therapeutischen Methoden, um Gleichgewicht und Vitalität zu fördern.

In den letzten Jahrzehnten hat sich die Wahrnehmung des Magnetismus und der Energietherapien im Allgemeinen verändert. Immer mehr Menschen sind offen für die Idee, dass Heilung über den rein physischen Bereich hinausgehen und sich auch auf die energetische Ebene erstrecken kann. Diese Entwicklung ist zum Teil auf die Forschung und Studien im Bereich der Alternativmedizin zurückzuführen, die dazu beigetragen haben, den Magnetismus als therapeutische Praxis zu legitimieren.

Mit dem Wandel der Wahrnehmung und der steigenden Nachfrage nach ergänzenden Therapien hat sich auch der Beruf des Magnetiseurs weiterentwickelt. Ausbildungen und Zertifizierungen haben sich entwickelt, um eine bessere Struktur und Qualitätsstandards für die Ausübung des Magnetismus zu bieten. Infolgedessen hat sich der berufliche Status von Magnetiseuren verbessert, und sie werden zunehmend als kompetente und vertrauenswürdige Praktiker anerkannt.

Als Gesundheitspraktiker hat der Magnetiseur auch eine soziale Verantwortung. Er muss sicherstellen, dass er die ethischen und berufsethischen Normen des Berufsstandes einhält, wohlwollend und ehrlich handelt und zum Wohlergehen der Gesellschaft als Ganzes beiträgt. Dazu gehört auch die Verantwortung, die Bildung und das Bewusstsein für den Magnetismus zu fördern, um den Menschen zu helfen, die Vorteile, die diese Praxis bieten kann, zu verstehen und zu schätzen.

Doch trotz aller Fortschritte muss sich der Magnetismus weiterentwickeln und anpassen, um den sich ändernden Bedürfnissen der Gesellschaft gerecht zu werden. Magnetiseure müssen über wissenschaftliche Fortschritte und neue Therapieansätze auf dem Laufenden bleiben, um ihren Klienten die bestmögliche Versorgung bieten zu können. Sie müssen sich auch der Herausforderungen und Hindernisse bewusst sein, mit denen sie konfrontiert werden können, wie z. B. Vorurteile, Konkurrenz und sich ständig ändernde Regulierungen. Indem sie sich weiter aus- und fortbilden, können Magnetiseure diese Herausforderungen meistern und weiterhin eine bedeutende Rolle im Bereich Gesundheit und Wohlbefinden spielen.

Die Rolle des Magnetiseurs in der Gesellschaft und die Entwicklung des Berufsstandes sind unbestreitbar. Der Magnetiseur nimmt einen wichtigen Platz als komplementärer Heilpraktiker ein, der mit anderen Gesundheitsfachkräften zusammenarbeitet, um einen ganzheitlichen Ansatz zur Heilung zu bieten. Die Anerkennung und der berufliche Status des Magnetiseurs haben sich verbessert, aber es gibt immer noch Herausforderungen, und es ist von entscheidender Bedeutung, dass sich der Beruf weiterentwickelt und an die Bedürfnisse der Gesellschaft anpasst. Durch die Einhaltung ethischer und berufsethischer Standards, die Aufrechterhaltung aktueller Kompetenzen und die Sensibilisierung der Öffentlichkeit können Magnetiseurinnen und Magnetiseuren auch weiterhin eine wertvolle Rolle bei der Förderung von Gesundheit und Wohlbefinden spielen.

# Kapitel 26: Ihr Geschäft als Magnetiseur gründen und ausbauen

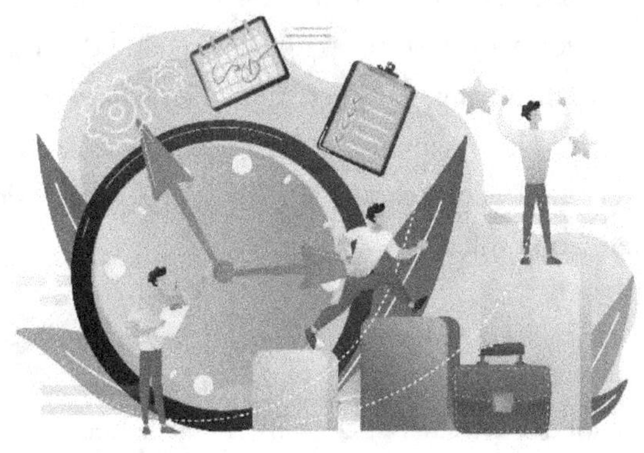

Der Aufbau eines Geschäfts als Magnetiseur kann ein spannendes und lohnendes Unterfangen sein. Dieses Kapitel führt Sie durch die wichtigsten Schritte, um Ihr Geschäft zu gründen und auszubauen, wobei der Schwerpunkt auf praktischen Tipps und konkreten Beispielen liegt. Wir gehen kurz auf folgende Aspekte ein: die Planung Ihres Geschäfts, Werbung und Marketing, Kundenmanagement und kontinuierliche Weiterentwicklung.

# 1. Planung Ihrer Aktivität

## a. Wahl des Arbeitsortes und -raums

Einer der ersten Aspekte, die Sie bei der Gründung Ihres Unternehmens als Magnetiseur berücksichtigen sollten, ist die Wahl eines geeigneten Arbeitsortes und -raums. Sie können zunächst von zu Hause aus praktizieren, eine Praxis in einem Wellnesszentrum mieten oder sich einen Raum mit anderen Praktikern teilen. Achten Sie darauf, dass Sie einen ruhigen, sauberen und einladenden Ort wählen, damit sich Ihre Kunden wohlfühlen.

## b. Erstellen Sie einen Geschäftsplan

Ein solider Geschäftsplan hilft Ihnen dabei, Ihre Ziele zu definieren, Ihre potenziellen Kosten und Einnahmen abzuschätzen und Ihr Wachstum zu planen. Er wird Ihnen auch helfen, Ihren Zielmarkt besser zu verstehen und Entwicklungsmöglichkeiten zu erkennen. Nehmen Sie sich die Zeit, einen detaillierten Geschäftsplan zu erstellen, und scheuen Sie sich nicht, bei Bedarf die Hilfe eines Existenzgründungsberaters in Anspruch zu nehmen.

# 2. Werbung und Marketing

## a. Eine Markenidentität schaffen

Ihre Markenidentität umfasst alle visuellen und textlichen Elemente, die Ihr Geschäft repräsentieren. Sie sollte Ihre

Werte, Ihre Ethik und Ihre Herangehensweise an den Magnetismus widerspiegeln. Denken Sie dabei an Ihr Logo, Ihre Kommunikationsmittel (Visitenkarten, Broschüren) und Ihre Website.

## b. Soziale Netzwerke und Mund-zu-Mund-Propaganda nutzen

Soziale Netzwerke können ein mächtiges Instrument sein, um Ihr Geschäft zu fördern und Beziehungen zu Ihrer Community aufzubauen. Erstellen Sie Profile auf den Plattformen, die für Ihre Zielgruppe am relevantesten sind (Facebook, Instagram, LinkedIn) und veröffentlichen Sie regelmäßig hochwertige Inhalte, um Ihre Abonnenten zu informieren und zu inspirieren. Auch die Mund-zu-Mund-Propaganda ist für den Ausbau Ihres Kundenstamms von entscheidender Bedeutung, ermutigen Sie also Ihre zufriedenen Kunden, ihre Erfahrungen mit Freunden und Verwandten zu teilen.

# 3. Verwaltung von Klienten

## a. Aufbau eines Vertrauensverhältnisses

Die Beziehung zwischen einem Magnetiseur und seinem Klienten beruht auf Vertrauen. Achten Sie darauf, dass Sie immer klar und ehrlich mit Ihren Klienten kommunizieren, deren Privatsphäre respektieren und professionelle Grenzen einhalten.

## b. Genaue Aufzeichnungen führen

Es ist entscheidend, genaue und aktuelle Aufzeichnungen über jeden Klienten zu führen, einschließlich seiner Krankengeschichte, seiner Behandlungsziele und der Fortschritte, die er im Laufe der Sitzungen gemacht hat. Diese Aufzeichnungen helfen Ihnen dabei, Ihre Techniken anzupassen und eine persönliche Betreuung anzubieten. Achten Sie darauf, dass Sie die Vorschriften zu Vertraulichkeit und Datenschutz einhalten.

# 4. Kontinuierliche Entwicklung

## a. Ihr Angebot anpassen und erweitern

Wenn Ihr Geschäft wächst, müssen Sie Ihr Angebot möglicherweise anpassen und erweitern, um den sich ändernden Bedürfnissen Ihrer Kunden gerecht zu werden. Dazu kann es gehören, neue Magnetiktechniken hinzuzufügen, Fernsitzungen anzubieten oder mit anderen Gesundheitsfachkräften zusammenzuarbeiten, um eine integrierte Versorgung anzubieten.

Zusammenfassend lässt sich sagen, dass der Aufbau und die Entwicklung eines Magnetisierungsgeschäfts eine sorgfältige Planung, eine effektive Werbung, einen aufmerksamen Umgang mit Kunden und eine Verpflichtung zur ständigen Verbesserung voraussetzt.

Wenn Sie diese Schritte befolgen und sich an die Herausforderungen anpassen, die sich Ihnen stellen, werden Sie in der Lage sein, eine florierende Praxis für Magnetismus aufzubauen und einen echten Unterschied im Leben Ihrer Klienten zu machen.

Natürlich werden die hier aufgeführten Schritte nur sehr kurz erklärt, aber sie sollen Ihnen eine Vorstellung davon vermitteln, dass es nicht unmöglich ist, ein professioneller Magnetiseur zu werden.

# Fazit: Der Weg in eine erfüllende Energiezukunft

Herzlichen Glückwunsch! Sie haben das Ende dieses Buches erreicht, das dem Magnetismus und seinem transformativen Potenzial gewidmet ist. Ich möchte Ihnen für Ihr Engagement und Ihre Lernbereitschaft danken, denn dank Menschen wie Ihnen wird sich die Praxis des Magnetismus weiterentwickeln und aufblühen. Durch das Durchblättern dieser Seiten haben Sie sich wertvolle Kenntnisse und Fähigkeiten angeeignet, die Ihnen hoffentlich helfen werden, ein energetisch erfülltes Leben zu führen.

In den einzelnen Kapiteln haben wir gemeinsam die Grundlagen des Magnetismus, die verschiedenen Techniken und Methoden, mit Energie zu arbeiten, sowie die Herausforderungen und Chancen, mit denen Magnetiseure in der heutigen Gesellschaft konfrontiert sind, erkundet. Ich möchte Sie ermutigen, das Gelernte in die Praxis umzusetzen und Ihr Energiebewusstsein weiter zu entwickeln, denn nur wenn Sie handeln, können Sie die Vorteile des Magnetismus für Ihr Leben und das anderer Menschen wirklich erfahren.

Als Magnetiseur haben Sie nun die Verantwortung, Ihr Wissen und Können mit denen zu teilen, die es brauchen. Ob Sie sich dazu entschließen, professioneller Magnetiseur zu werden, oder ob Sie einfach nur Ihren Freunden, Ihrer Familie und sich selbst helfen wollen, jede Geste zählt. Indem Sie zur energetischen Heilung der Menschen in Ihrer Umgebung beitragen, beteiligen Sie sich an der Schaffung einer harmonischeren und ausgeglicheneren Welt.

Denken Sie daran, dass Ihr Weg als Magnetiseur hier nicht endet. Die Fähigkeiten und Techniken, die Sie in diesem Buch erlernt haben, stellen nur den Anfang dar. Der Magnetismus ist eine Praxis, die sich ständig weiterentwickelt, und es ist von entscheidender Bedeutung, dass Sie über Fortschritte und Entdeckungen, die Ihre Praxis bereichern können, auf dem Laufenden bleiben. Bilden Sie sich weiter, nehmen Sie an Workshops teil und tauschen Sie sich mit anderen Magnetiseuren aus, um Ihr Wissen zu erweitern und Ihre Fähigkeiten zu verfeinern.

Einer der lohnendsten Aspekte der Ausübung des Magnetismus ist die Entwicklung Ihrer Intuition und Ihrer Verbindung zu anderen Menschen. Wenn Sie lernen, auf Ihr Gefühl zu hören und ihm zu vertrauen, können Sie die Bedürfnisse der Menschen, denen Sie helfen, besser verstehen und eine effektivere Energieversorgung anbieten. Kultivieren Sie diese Intuition und lernen Sie, sich auf Ihre innere Weisheit zu verlassen, denn sie ist eine unschätzbare Quelle der Führung und Inspiration.

Schließlich möchte ich Sie ermutigen, Ihre Leidenschaft für den Magnetismus mit der Welt zu teilen. Erzählen Sie Ihren Freunden, Ihrer Familie und Ihren Kollegen davon, und scheuen Sie sich nicht, Ihre Erfahrungen und Erfolge mit den Menschen in Ihrer Umgebung zu teilen. Je mehr Menschen die Vorteile des Magnetismus verstehen und schätzen, desto mehr kann sich diese Praxis verbreiten und vielen Menschen Heilung und Wohlbefinden bringen.

Sie sollten auch wissen, dass die Gemeinschaft der Magnetiseurinnen und Magnetiseuren ein solidarisches und freundliches Netzwerk ist. Zögern Sie nicht, sich in lokalen Gruppen, Online-Foren oder Berufsverbänden zu engagieren, um sich mit Gleichgesinnten auszutauschen und von der Unterstützung und dem Rat anderer Praktiker zu profitieren. Gemeinsam können wir die Praxis des Magnetismus weiter voranbringen und zur Heilung unserer Welt beitragen.

Abschließend möchte ich Sie noch einmal zu Ihrem Engagement für das Erlernen und Praktizieren des Magnetismus beglückwünschen. Sie haben mit der Lektüre dieses Buches einen wichtigen Schritt getan, und ich bin überzeugt, dass Sie sich auf dem richtigen Weg befinden, ein kompetenter und wohlwollender Magnetiseur zu werden.

Denken Sie daran, dass der Weg in eine erfüllende energetische Zukunft eine persönliche und einzigartige Reise ist. Seien Sie geduldig mit sich selbst und mit anderen, denn die Beherrschung des Magnetismus erfordert Zeit, Übung und Erfahrung. Bleiben Sie aufgeschlossen und lernen Sie weiter, denn mit jedem neuen Wissen und jeder neuen Fähigkeit kommen Sie Ihrem Ziel näher.

Ich wünsche Ihnen alles Gute auf Ihrem Weg zum Magnetiseur und hoffe, dass Sie in dieser Praxis genauso viel Befriedigung und Freude finden, wie ich selbst sie gefunden habe. Möge der Magnetismus Ihnen die Heilung, das Gleichgewicht und die Gelassenheit bringen, die Sie brauchen, um ein erfülltes und harmonisches Leben zu führen.

Viel Glück und eine gute Reise auf dem Weg des Magnetismus!

Olivier Lucas

*Geben Sie Ihre ehrliche Meinung auf Amazon ab!*

*Ihre Anregungen und Kritik sind wertvoll.*

*Sie sorgen dafür, dass jede Lektüre noch
befriedigender wird!*

*Ich danke Ihnen aufrichtig, dass Sie mein Buch
gelesen haben.*

*Ich wünsche Ihnen alles Gute und den Erfolg, den
Sie verdienen!*

# Quelle Bilder

Der Autor und der Herausgeber möchten sich besonders bei der Website :

www.freepik.com